Anuja Jagtap
Sachin Mangalekar
Priyanka Lavate

Grelha de tecido macio

Anuja Jagtap
Sachin Mangalekar
Priyanka Lavate

Grelha de tecido macio

Em torno dos dentes, área de implantes e edêntulos

ScienciaScripts

Cover image: www.ingimage.com

This book is a translation from the original published under ISBN 978-620-4-97848-2.

Publisher:
Sciencia Scripts
is a trademark of
Dodo Books Indian Ocean Ltd. and OmniScriptum S.R.L publishing group

120 High Road, East Finchley, London, N2 9ED, United Kingdom
Str. Armeneasca 28/1, office 1, Chisinau MD-2012, Republic of Moldova, Europe
Printed at: see last page
ISBN: 978-620-5-77523-3

Conteúdos

RECONHECIMENTO

Antes de mais, agradeço ao **Senhor ALTÍSSIMO** por me ter proporcionado esta oportunidade e me ter concedido a capacidade de prosseguir com sucesso.

O trabalho seguinte foi possível devido às contribuições de certos indivíduos que foram sempre tão amáveis a fim de dedicar uma quantidade considerável de tempo e recursos para a conclusão deste projecto.

Estou profundamente grato ao **Dr. Vidya Dodwad**, Director e Professor, Chefe do Departamento de Periodontologia, Bharati Vidyapeeth Deemed To Be University Dental College and Hospital, que tem sido um pilar de força. Ela tem-me guiado com a máxima paciência e tem sido uma professora ideal.

Gostaria de expressar a minha profunda e sincera gratidão ao meu guia **Dr. Sachin B Mangalekar**, Professor, Bharati Vidyapeeth Deemed To Be University Dental College & Hospital, Sangli. O seu dinamismo, visão, sinceridade e motivação inspiraram-me profundamente. Foi um grande privilégio e honra trabalhar e estudar sob a sua orientação.

Estou grato ao **Dr. Pallavi Kamble, Dr. Priyanka Lavate, Dr. Smruti Lulla, Dr. Kunal Keshaw, Dr. Shashank Vijapure** pelo seu apoio e valiosa orientação que recebi.

Estou imensamente grato aos meus colegas de grupo **Dr. Janak Wakankar e Dr.Ankita Saha** pelo seu constante apoio e motivação ao longo do meu curso.

Estou também grato aos meus juniores **Dra. Rachana Aggarwal, Dr.Yasashri Naik, Dr. Shivani Lanjewar** pela sua ajuda e sugestão.

Acima de tudo, estou muito grato à minha família, que é responsável pelo que sou hoje e que me apoiou durante tempos difíceis como um pilar. Os meus pais, **Dr. Vaijanath Jagtap** e **Sra. Chhaya Jagtap,** pelos seus inúmeros sacrifícios e bênçãos, ao meu lado como um pilar de força durante todo o tempo da minha vida. Descobri que a língua tem um limite enquanto expresso a minha gratidão para com eles.

Introdução

Desde os tempos antigos, as pessoas reconheceram a importância da aparência física e da atractividade. Em 1978, Levin aplicou os princípios das proporções douradas aos dentes e à região estética anterior. A atractividade facial desempenha um papel particularmente importante na sociedade moderna, pois pode influenciar não só a auto-estima, mas também as oportunidades sociais, o desempenho profissional e as perspectivas de emprego. No entanto, a romancista, Margaret Wolfe Hungerford, escreveu em 1878 que "a beleza está na mente de quem vê" e "cada mente percebe uma beleza diferente", apontando a dificuldade de definir o conceito de "beleza". [1]

O sorriso é um importante ponto focal da atenção das pessoas e uma característica chave do aspecto estético geral de uma pessoa. A estética facial e um sorriso bonito tornaram-se razões principais para muitos pacientes solicitarem tratamento ortodôntico e outros tipos de tratamento dentário. A criação de uma estética excelente requer uma análise dos pacientes na sua totalidade. Tal como foi dito por Morley & Eubank, o sorriso faz parte da estética facial, macroestética, microestética e estética gengival.[2] A estética facial aborda a forma como os lábios e os tecidos moles enquadram o sorriso em diferentes posições de fala, sorriso e riso. A macroestética trata da relação entre os dentes e o tecido circundante, incluindo as características faciais do paciente. A microestética considera a anatomia, a cor e a localização dos dentes na arcada dentária. A estética gengival inclui todo o tecido gengival que rodeia os dentes. Garber & Salama propôs que o essencial de um sorriso são as relações entre os dentes, a estrutura dos lábios e o andaime gengival. Uma margem gengival irregular, apesar de saudável, pode parecer inestética, e a restauração da harmonia e continuidade da margem gengival livre pode ser importante do ponto de vista estético.[3] Terapia mucogingival é um termo geral para o tratamento periodontal que corrige defeitos de morfologia ou na posição e/ou quantidade de tecido mole e osso subjacente em torno de dentes e implantes.[4] Quando Friedman, em 1957, introduziu o termo "cirurgia mucogingival", incluiu todos os procedimentos cirúrgicos concebidos para preservar ou melhorar os tecidos moles saudáveis sem considerar a estética.[5-10] Mais tarde, o conceito de mucogingival evoluiu para 'cirurgia plástica periodontal'[11] e tornou-se aceite pela comunidade científica internacional em 1996 para significar procedimentos cirúrgicos realizados para prevenir ou corrigir defeitos anatómicos, de desenvolvimento, traumáticos ou induzidos por doenças da gengiva, mucosa alveolar ou osso.[12-14] A cirurgia plástica periodontal, embora inclua essas áreas, engloba uma gama muito mais ampla de tratamentos e aborda o tratamento dos seguintes defeitos:

- O vestíbulo pouco profundo (aprofundamento do vestíbulo)
- O frenesim aberrante (frenectomia)

- Recessão marginal do tecido (enxerto de tecido mole)
- Excesso de exposição gengival (alongamento da coroa)
- Cremuras deficientes (aumento de cumeeira)
- Colapso de cristas após extracção de dentes periodontalmente envolvidos (locais de extracção de enxertos)
- Perda de papilas interdentais (reconstrução de papilas)
- Dentes não irrompidos que requerem movimento ortodôntico (exposição cirúrgica)
- Defeitos estéticos em torno de implantes dentários (aumento de osso e/ou tecido mole).

Os implantes dentários têm características anatómicas diferentes na mucosa peri-implantar em redor dos implantes em comparação com a gengiva em torno dos dentes. Características anatómicas peri-implantares que influenciam o resultado da terapia com implantes dentários e apresentam uma gama de modalidades cirúrgicas destinadas a melhorar o aspecto do tecido mole peri-implantar. A cirurgia plástica peri-implantar visa melhorar os aspectos estéticos da aparência do sorriso e da função mastigatória. A estética é uma preocupação importante na maxila anterior. A perda de dentes leva geralmente a alterações significativas dos componentes dos tecidos moles e duros da crista. Estas alterações podem ser prevenidas ou minimizadas por uma variedade de métodos de aumento de tecido em diferentes pontos de tempo. Estão disponíveis opções autógenas de tecidos moles para conseguir o fechamento completo do enxerto de encaixe e locais de implante imediato. Compreendem enxertos gengivais livres, enxertos de tecido conjuntivo livre, enxertos de tecido palatino pediculado, e retalhos coronalmente avançados.[15] A mucosa peri-implantar não está ligada ao osso subjacente. Isto pode ser observado quando o tecido mole peri-implantar está localizado alto, e subsequentemente a junção entre a queratinizada e a mucosa de revestimento está situada mais coronalmente em relação à margem óssea peri-implantar.[16] Esta dissertação de biblioteca inclui diferentes técnicas de aumento de tecido mole em torno de dentes, implantes e área edêntula.

Revisão de literatura

Enxerto de tecido mole à volta dos dentes

Donn Jr BJ (1978)[17]

O objectivo desta investigação era avaliar o papel da especificidade do tecido conjuntivo na criação de um novo procedimento de fixação gengival. Um procedimento cirúrgico foi concebido para utilizar o auto-enxerto de tecido mole livre, sem a inclusão de epitélio no tecido enxertado. Os auto-enxertos foram avaliados em 4, 7, 10, 14, 14, 20, 30, 90 dias, 1% anos e 4 anos para semelhanças na cicatrização da ferida. Os resultados deste estudo puderam ser utilizados para determinar as características do periodonto, sendo a característica dominante a constante relação e estabilidade da especificidade dos tecidos conjuntivos e epiteliais periodontais na cicatrização da ferida, tal como reflectida na saúde. O tecido conjuntivo subjacente tinha uma relação directa com o tipo de epitélio que se sobrepõe a ele. O epitélio resultante é paraqueratinizado com a formação de pinos rete remanescentes da gengiva e não de uma qualidade não queratinizada da mucosa alveolar. Há também um período de atraso aparente de 4 a 5 dias antes do início da migração epitelial para o substrato do tecido conjuntivo. **Tinti C e Stefano Parma-Benfenati (1996)[18]**

O objectivo deste procedimento cirúrgico é cobrir a superfície exposta da raiz bucal com menos de 5 mm de perda de fixação da sonda clínica, quer em aspectos corono-apicais ou mesio- distal. Este procedimento cirúrgico é particularmente indicado em recessões gengivais simples ou múltiplas com cristas ósseas interproximais mesiais e distais perfeitamente preservadas, e com uma dimensão papilar não inferior ao defeito que necessita de ser tratado. Este procedimento teve a vantagem decidida de um único local cirúrgico, boa compatibilidade de cor com o tecido adjacente, desconforto mínimo para o paciente, e cura por intenção primária. Além disso, o auto-enxerto de papila de rotação livre não depende da transposição da gengiva das superfícies radiculares dos dentes adjacentes, pelo que é uma alternativa preferível à aba lateral deslizante quando existe um potencial de criar recessão nos dentes doadores. Este procedimento resultou num ganho de 91,87% na cobertura da recessão. O auto-enxerto de papila de rotação livre tem um lugar único e específico para utilização e deve ser incluído no armamentário de cada praticante de periodontia.

Stephan P. S., Christian L., Alfred B. e Peter S. (2000)[19]

Este estudo comparou 2 cirurgias de aumento de tecido mole comummente utilizadas para alterar os contornos do espaço pôntico de um dente, quantificando as alterações de volume tridimensionais com o método de projecção óptica Moire a 1 e 3,5 meses após a cirurgia. Vinte e quatro pacientes necessitaram de cirurgia. Cada paciente tinha um defeito localizado no rebordo alveolar, correspondente a uma largura mesial-distal de 1 dente único. O defeito de 12 pacientes foi corrigido com um enxerto de tecido conjuntivo subepitelial; os restantes 12 pacientes foram tratados recebendo um enxerto gengival gratuito de espessura total, que incluía epitélio e tecido conjuntivo com tecido adiposo. Seis defeitos não operados de 6 pacientes formaram o grupo de controlo. O método Moire de projecção aplicado provou a sua aplicabilidade na avaliação das alterações de volume tridimensionais dos espaços pônticos com uma largura de um dente. A avaliação volumétrica após 1 e 3,5 meses revelou um ganho de volume significativamente maior com o enxerto de tecido conjuntivo subepitelial em comparação com o enxerto gengival livre de espessura total.

Michael K. M., E. Todd S., Martha E. N., e Philip T. L. (2008)[20]

Este estudo avaliou a segurança e eficácia de um produto de pele tissueengineered composto por queratinócitos e fibroblastos neonatais viáveis e comparou-o a um enxerto gengival livre (FGG) num procedimento para melhorar o tecido queratinizado (KT) e a cicatrização de feridas em torno de dentes que não requerem cobertura radicular. Foram inscritos 25 indivíduos que tinham pelo menos dois dentes não-adjacentes em quadrantes contralaterais exibindo uma zona insuficiente de gengiva ligada que requeria enxerto de tecido mole onde a cobertura radicular não era desejada. Um dente foi aleatorizado para receber um FGG, e o outro foi aleatorizado para receber terapia celular de bílis (BCT). A quantidade de KT foi medida na linha de base e 3 e 6 meses, e a textura e a cor do tecido enxertado foram comparadas com o tecido circundante. Concluíram que o enxerto de tecido BCT era seguro e capaz de gerar de novo KT sem a morbilidade e potenciais dificuldades clínicas associadas à cirurgia no local doador. A quantidade de KT gerada com FGG foi superior à gerada com TBC; contudo, 24 dos 25 locais de ensaio demonstraram um aumento de KT aos 6 meses, com mais de três quartos dos locais a produzirem bandas de 12 mm de KT.

Myron N. , Marc L N., Marcelo C., Joao M., Borges C., Peter S., David M. K. (2010)[21]

Este estudo foi realizado para comparar a eficácia e viabilidade de uma membrana de matriz extracelular (DynaMatrix) com a de um enxerto gengival autógeno no aumento da largura do tecido queratinizado ligado. Para este estudo foram recrutados seis pacientes com uma quantidade inadequada de gengiva queratinizada ligada no aspecto facial bilateral dos dentes posteriores mandibulares. Os locais com defeitos foram submetidos aleatoriamente a um tratamento de teste (membrana DynaMatrix) ou de controlo (enxerto gengival autógeno). Tanto os locais de teste como os de controlo conseguiram um aumento clinicamente significativo da quantidade de gengiva queratinizada, e os locais tratados com membrana DynaMatrix misturaram-se bem com o tecido circundante, com uma melhor aparência quando comparados com os locais enxertados gengivais autógenos. As amostras da biópsia de ambos os locais de teste e controlo pareciam ser semelhantes histologicamente, com tecido conjuntivo maduro coberto por epitélio queratinizado. Os resultados de ambas as avaliações clínicas e histológicas sugeriram uma potencial aplicação de uma membrana de matriz extracelular na obtenção de um aumento gengival.

Cortellini P, Tonetti M, Prato GP. (2012)[22]

Este artigo destina-se a estudar um enxerto gengival livre parcialmente epitelializado (PE-FGG) para o tratamento de recessões gengivais isoladas e múltiplas nos incisivos inferiores para melhorar o alinhamento do potencial de cobertura radicular e da junção mucogingival (MGJ). Foram incluídos no estudo 19 pacientes com 28 locais de recessão. Concluíram que os desempenhos do PE-FGG em termos de potencial de cobertura radicular e estética nos incisivos inferiores estão muito próximos dos relatados para as abordagens baseadas na CAF.

Giovanni Z., Valentina B., Matteo M. (2012)[23]

Estes autores relataram um caso em que descreveram a técnica de enxerto de tecido conjuntivo subepitelial para o aumento de tecido mole em defeitos de cristas de classe III. Foi verificado o nível de fixação cirúrgica, recessão e hemorragia nas sondas. Foram também registados dor, desconforto e satisfação estética relatados pelo paciente. A intervenção cirúrgica consistiu na manutenção in situ de uma "plataforma" de tecido conjuntivo no espaço desdentado, o que facilitou a estabilização e sutura dos enxertos de tecido conjuntivo utilizados para o aumento de tecido mole. A espessura adequada do enxerto para tratar a perda horizontal profunda de tecido mole foi obtida duplicando a largura de um enxerto gengival livre desepitelializado que foi subsequentemente dobrado sobre si mesmo. O condicionamento do tecido mole ao nível do pôntico começou 9 meses após a cirurgia, moldando o tecido mole com uma broca e preenchendo o espaço com resina composta fluida aplicada acima do pôntico. A fase protética final começou 14 meses após a cirurgia. Foi feita uma reprodução da junção anatómica do cemento e esmalte nas restaurações provisórias e definitivas para melhorar o perfil de emergência dos tecidos moles. Nove meses após a cirurgia, foi realizado um aumento de tecido mole de 5 mm na dimensão vertical e 4 mm na dimensão horizontal. A técnica cirúrgica sugerida foi capaz de realizar a ampliação horizontal e vertical dos tecidos moles numa única etapa cirúrgica.

Ramon S. G., Carles M. P., Eloy G. D., Sara L. (2014)[24]

Os autores sugeriram uma nova abordagem para a obtenção de mucosa queratinizada sobre uma aba de fíbula utilizando mucosa oral autóloga de engenharia autóloga com espessuras totais. Os autores relatam um estudo piloto de enxerto de retalhos de fíbula para reconstrução mandibular e maxilar com mucosa oral autóloga com engenharia de tecido de plena espessura. São descritas duas técnicas diferentes: pré-laminação da aba de fíbula e segunda etapa de enxerto da fíbula após a reconstrução mandibular. Descreve-se a preparação da mucosa oral tecidular com engenharia de tecidos integrais. A engenharia de tecidos representa um método alternativo através do qual se obtém tecido autólogo suficiente para a reconstrução de defeitos orais da mucosa. A engenharia da mucosa oral autóloga com engenharia de toda a espessura oferece vantagens definitivas em termos de planeamento da reconstrução, morbilidade do local doador e qualidade da reconstrução intra-oral do tecido mole, restaurando assim o tecido nativo e evitando complicações do tecido peri-implantar.

Kablan F. (2016)[25]

Neste estudo, tinha utilizado enxerto de gordura bucal livre (BFP) como uma técnica inovadora para reparar os defeitos dos tecidos moles no palato com um período de seguimento de 2 anos. Descobriu que o processo de cicatrização do BFP e os locais receptores eram irregulares, com uma morbidade mínima. Além disso, aos 3 meses após a cirurgia, houve uma epitelização completa do enxerto nos locais receptores. Assim, concluiu que a colheita do enxerto de gordura bucal livre (FBFG) é um procedimento simples com pequenas complicações; a manipulação e manipulação do enxerto são fáceis. A utilização de FBFG na reconstrução de pequenos e médios defeitos palatais é encorajadora, com excelentes resultados clínicos.

Elif O. (2017)[26]

Este estudo avaliou a eficácia da membrana de fibrina rica em plaquetas (PRF) utilizada em combinação com retalho coronalmente avançado modificado e para comparar com a utilização de enxerto de tecido conjuntivo subepitelial em combinação com retalho coronalmente avançado modificado no tratamento da recessão gengival múltipla bilateral de Millers Classe I e II. Um total de 20 pacientes com múltiplos defeitos de recessão gengival gengival de Miller Classe I e II participaram. Um total de 60 defeitos de recessão divididos aleatoriamente em grupo de teste e de controlo. A profundidade da recessão gengival, largura do tecido queratinizado, profundidade da sonda, nível de fixação clínica e espessura gengival foram avaliados na linha de base e após 6 meses. Concluiu-se que a recessão gengival localizada poderia ser tratada com sucesso com MCAF+PRF, bem como com MCAF+SCTG. A técnica PRF tem a vantagem de ser mais confortável durante o período pós-operatório. Os autores sugerem que o uso de PRF é uma alternativa válida ao SCTG para o tratamento da recessão gengival localizada.

Rupali M., Paramjit K., Akhilesh S., Komaldeep G. (2018)[27]

O objectivo do presente estudo é comparar clinicamente a eficácia da membrana placentária (Amnion) e da membrana de colagénio (Healiguide) para o tratamento da recessão gengival. Foram incluídos no estudo doze pacientes com defeitos de recessão gengival bilateral isolados, os quais foram divididos em dois grupos aleatoriamente. O Grupo I foi tratado por retalho coronário e membrana de âmnio e o Grupo II foi tratado por retalho coronário e membrana de colagénio. Parâmetros clínicos, incluindo índice de placa dentária (PI), índice gengival (GI), profundidade da recessão gengival, profundidade da bolsa de sondagem, nível de fixação clínica e biótipo gengival, foram registados antes da cirurgia na linha de base e depois reavaliados aos 3 e 6 meses de pós-operatório. Concluíram que ambas as membranas são igualmente eficazes no tratamento da recessão gengival. Foi observado um aumento da espessura do tecido gengival em locais tratados com membrana de colagénio. **Shagufta P., Joann P. G., M. L. V. Prabhuji (2020)**[28]

No seu estudo compararam os resultados clínicos da técnica de túnel coronalmente avançada modificada (MCAT) com a técnica de enxerto conjuntivo subepitelial (SCTG) com e sem factores de crescimento de plaquetas humanas recombinantes-BB (rhPDGF-BB) para a recessão múltipla mandibular. 24 recessões gengivais de Classe I e III de Miller foram atribuídas aleatoriamente a grupos de teste e controlo. Após 6 meses, a redução média da profundidade da recessão foi maior no grupo de teste do que no grupo de controlo. O uso de rhPDGF-BB + SCTG usando MCAT ofereceu uma vantagem de método minimamente invasivo e previsível para atingir o objectivo óptimo.

Najib G., Rania L., Vrushali A., Les H. Binkley Jr. , Paul S. B., Jacob S (2019)[29]

Nesta série de casos, foram utilizados enxertos de matriz de colagénio de porco xenogénico (BCM) para aumentar a mucosa queratinizada (KM) em torno de dentes naturais. Foi obtida uma zona mais ampla de mucosa queratinizada (KM), bem como o aprofundamento do vestíbulo e a eliminação da fixação do frenum. A integração global do enxerto com os tecidos circundantes foi favorável em termos de correspondência de cor, textura, e mistura de contornos. Concluíram que dentro das limitações do pequeno número de pacientes, a matriz de colagénio de bílis (BCM) parece ser uma alternativa viável aos enxertos gengivais autógenos (AGGs) para aumentar a largura da mucosa queratinizada (KM) em torno dos dentes com bons resultados estéticos e aceitação pelos pacientes, eliminando ao mesmo tempo a necessidade de um segundo sítio cirúrgico no palato.

Enxerto de tecido mole à volta do implante

Christian M. S., Tobias M., Rainer L., Falk W. Friedrich W. N., Karl A. S. (2015)[30]

Neste estudo, as matrizes de colagénio porcino são proclamadas como sendo uma alternativa suficiente aos enxertos gengivais livres autólogos (FGG) em termos de aumento da mucosa queratinizada. A matriz de colagénio Mucograft (CM) já apresentava um desempenho clínico comparável na fase inicial de cura, aspecto histológico semelhante, e mesmo um aspecto mais natural de regiões aumentadas. A previsibilidade para a estabilidade a longo prazo ainda não existe devido à falta de estudos que relatam um seguimento de >6 meses. O estudo incluiu 48 pacientes com situações atrofiadas ou parcialmente desdentadas na mandíbula inferior que tinham sido submetidos a um tratamento com implantes. No contexto da exposição ao implante, foi realizada uma vestibuloplastia com dois FGG do palato (n = 21 pacientes) ou com o CM (n = 27 pacientes). O tempo cirúrgico foi registado desde a primeira incisão até à última sutura. Os exames de seguimento foram realizados nos pontos seguintes: 10, 30, 90, e 180 dias e 1, 2, 3, 4, e 5 anos após a cirurgia. A largura da mucosa queratinizada foi medida no aspecto vestibular de cada implante, e os locais aumentados foram avaliados em termos das suas aparências clínicas (textura e cor). Concluíram que o FGG e o CM são ambos adequados para a regeneração da mucosa queratinizada peri-implantar com uma estabilidade suficiente a longo prazo. Com o CM, os procedimentos de colheita de tecidos são inválidos, o tempo de cirurgia pode ser reduzido, e os tecidos regenerados têm uma aparência mais estética.

Thoma DS, Zeltner M, Hilbe M, Hammerle C.H.F., Husler J., Ronald E. J (2016)[31]

Este estudo foi realizado para testar se a utilização de uma matriz de colagénio (VCMX) resulta ou não num aumento a curto prazo do volume de tecido mole em locais de implantes não-inferiores a um enxerto de tecido conjuntivo subepitelial autógeno (SCTG), e para avaliar a segurança e integração tecidual de VCMX e SCTG. Em 20 pacientes com uma deficiência de volume em locais de implantes de dente único, o aumento do volume de tecido mole foi realizado aleatoriamente alocando VCMX ou SCTG. A espessura do tecido mole, as medidas de resultados relatadas pelos pacientes (PROMs), e a segurança foram avaliadas até 90 dias (FU-90). Em FU-90 (ligação do pilar), foram obtidas amostras de tecido para análise histológica. A análise descritiva foi calculada para ambos os grupos. Concluíram que o aumento de tecido mole em locais de implantes resultou num aumento de volume de tecido mole semelhante ou superior após 90 dias para VCMX versus SCTG. Os PROMs não revelaram diferenças relevantes entre os dois grupos.

Ernest R., Giorgio S., Ignacio S.-M., Oscar G.-M. (2018) [32]

Neste estudo compararam o ganho de volume de tecido mole (VG) em torno de implantes dentários unitários com enxerto de tecido conjuntivo subepitelial (SCTG) quer do palato lateral (LP) quer da área tuberosa (TA). Em termos de valores de VG, não foram observadas diferenças estatisticamente significativas, excepto para valores de 6 e 7mm apicalmente ao pilar de cicatrização que favoreciam o TG. Os valores médios foram 0,69±0,23mm para o GC enquanto que o TG obteve 0,79±0,10mm (p=0,64). Relativamente à largura do tecido queratinizado (KT) foram encontradas diferenças estatísticas significativas que favoreceram a TG, que obteve um ganho de 0,83±0,61mm comparado com 0,22±0,48mm para a GC (p=0,009). A pontuação estética rosa resultou em valores médios de 10,07±2,19 para o GC, enquanto que o TG obteve 9,15±2,34.

Christopher G. H., Georgia K. J., Christopher A. B., Veerasathpurush Al. Gustavo A. (2018)[33]

O objectivo principal deste ensaio clínico aleatório era determinar a eficácia clínica da matriz dérmica acelular (ADM) no aumento da espessura da mucosa peri-implantar (PMT) em comparação com um enxerto subepitelial autólogo de tecido conjuntivo (SCTG). Foram recrutados pacientes que podiam beneficiar do aumento da mucosa peri-implantar na altura da colocação do implante. Os participantes foram randomizados para o grupo de controlo (SCTG simultâneo) ou teste (ADM simultâneo). O resultado primário neste estudo foi a mudança na TPM entre a linha de base e 16 semanas mais tarde. Foram também registadas alterações na largura da mucosa queratinizada (KMW), variações do índice de cicatrização de feridas modificadas (MWHI) e medidas de resultados relatados pelos doentes (PROM). Concluíram que a ADM produz resultados semelhantes ao SCTG em termos de aumento da mucosa no momento da colocação do implante.

Simone V., Marco O., Teresa L., Federico A. (2019)[34]

Os autores realizaram um estudo para avaliação do aumento do espessamento dos tecidos moles peri-implantes utilizando uma matriz dérmica xenogénica de origem porcina ou utilizando uma técnica de "parafuso de tenda", em que um parafuso de cicatrização de 2 mm é coberto pelo retalho reposicionado, após a inserção cirúrgica do implante. Quarenta e sete pacientes foram inscritos neste estudo, cada um deles tinha um implante incluído nesta análise. De acordo com o procedimento de espessamento, os pacientes foram designados para o grupo A (matriz dérmica porcina, n=24) ou B (pilar de cicatrização utilizado como parafuso de tenda para sustentar os tecidos moles, *n=23*), a espessura dos tecidos moles foi medida após a elevação do retalho de uma forma padronizada. Seis meses após a colocação dos implantes foram descobertos e a espessura dos tecidos moles foi novamente medida. Concluíram que a utilização de um pilar de cicatrização para "efeito de tenda" tem uma eficácia limitada para obter um aumento significativo da espessura dos tecidos moles. A utilização de uma matriz dérmica porcina no momento da colocação do implante é eficaz para engrossar os tecidos peri-implantares. **Robert N. e Bilal Al-N. (2020)[35]**

Este artigo apresenta a abordagem inovadora de tratamento regenerativo para defeitos graves de periimplantite. Uma incisão directamente acima da lesão óssea patológica é contrária às regras gerais do tratamento cirúrgico. foi desenvolvido um novo conceito cirúrgico que permite limpar a superfície do implante, reconstruir o defeito ósseo, e melhorar a altura e espessura dos tecidos moles sem cortar o complexo papila. Após diagnóstico e pré-tratamento não cirúrgico de uma lesão periimplantite grave, foi aplicado o seguinte protocolo de tratamento: incisão horizontal da mucosa 5 mm apical à mucosa marginal, preparação supraperiosteal na direcção apical, corte através do periósteo ao nível do ápice do implante, elevação da aba coronal subperiosteal, exploração e limpeza do defeito periimplantar, desbridamento completo da superfície do implante com o Er:laser YAG, enxerto subperiosteal com tecido conjuntivo, enxerto do defeito ósseo com lascas ósseas autógenas do ramo mandibular, e sutura em camadas do periósteo e da mucosa. A sobrevivência dos implantes, níveis ósseos marginais, profundidade da sonda periimplantar, recessão e espessura da mucosa facial (medida ultra-sónica PIROP) foram avaliados num caso piloto num exame de seguimento de 1 ano. Concluíram que; os níveis ósseos marginais e a melhoria dos tecidos moles sugerem a viabilidade da regeneração de deficiências graves dos tecidos duros e moles periimplantares através desta nova abordagem de tratamento. Com a utilização deste conceito, a limpeza simultânea da superfície do implante e a melhoria dos tecidos moles e duros parecem ser possíveis e a exposição desfavorável da superfície de titânio no pós-operatório pode ser evitada. Estão previstos estudos comparativos para quantificar os efeitos deste novo protocolo cirúrgico.

Mario B., Carlo M., Mattia M., Susanna F. Cais P. P. (2020)[36]

Neste relatório de caso; uma matriz de colagénio (CM) recentemente desenvolvida (Geistlich Fibro- Gide®, GeistlichPharma AG, Wolhusen, Suíça) tem sido utilizada como um substituto dos tecidos moles. Um paciente masculino não fumador, de 47 anos de idade, apresentou à atenção dos autores uma reabilitação fixa apoiada por implantes para substituir um primeiro molar superior em falta. Todos os procedimentos cirúrgicos e protéticos foram realizados de acordo com os princípios delineados na Declaração de Helsínquia sobre experimentação envolvendo sujeitos humanos, revista no ano de 2013. O posicionamento dos implantes foi realizado com a ajuda de uma guia cirúrgica baseada numa enceragem protética análoga preliminar do elemento natural em falta. Após 4 meses de cicatrização submersa, foi realizada a segunda fase da cirurgia para descobrir o implante e ligar o pilar de cicatrização. Uma aba mucoperiosteal foi concebida com a incisão da crista deslocada ligeiramente palatina, a fim de reposicionar uma quantidade adequada de gengiva queratinizada no aspecto vestibular do implante. Após uma semana adicional, o aumento do tecido mole foi realizado por meio de uma matriz de colagénio reabsorvível (CM) de porco estável em volume, simultaneamente com a entrega da prótese temporária. Concluíram que dentro das limitações de um único caso, o relatório sugere que a utilização de uma matriz de colagénio porcino reabsorvível em volume (CM) associada a um desenho de retalho adequado pode ser considerada como uma alternativa ao enxerto autógeno de tecido conjuntivo (CTG) para o aumento do tecido mole bucal. Para além das vantagens relacionadas com a ausência de um local doador, esta técnica permitiu obter resultados funcionais e estéticos satisfatórios associados à estabilidade óssea marginal e dos tecidos moles.

Enxerto de tecido mole em redor da área edêntula

A. Akcali, D. Schneider, F. Unlu, N. Bicakci T. Kose, C. H. F. Hammerle (2014)[37]

Fizeram investigação para testar se os enxertos de tecido conjuntivo periosteal interposicionado vascularizado são ou não tão bem sucedidos como os enxertos de tecido conjuntivo subepitelial livre no aumento de defeitos de volume na maxila anterior. Vinte sujeitos com defeitos da crista Seibert classe 1 na maxila anterior foram aleatoriamente, igualmente afectados ao aumento por enxerto de tecido conjuntivo periostelial interposicionado vascularizado (teste) ou enxerto de tecido conjuntivo subepitelial livre (controlo). Foram registados parâmetros clínicos periodontais nos dentes adjacentes à fenda, e foram tomadas impressões convencionais antes da cirurgia (linha de base = t0) e 1 (t1), 3 (t3) e 6 (t6) meses após a cirurgia. Descobriram que foi observado um encolhimento significativamente menor do enxerto no grupo de ensaio após 6 meses. Concluíram que o aumento das lacunas de um único dente com defeitos moderados na maxila anterior foi realizado com sucesso utilizando ambas as técnicas. Contudo, após 6 meses, os locais tratados pelo enxerto pediculado foram superiores na manutenção do volume inicialmente aumentado e mostraram menos encolhimento do enxerto. Isto podia ser atribuído a uma melhor perfusão do enxerto pediculado.

Stefan P. B., Irena S., Ignacio S.-M, Ronald E. J. C.H.F. Hammerle, Daniel S. T. (2016)[38]

Avaliaram as alterações volumétricas dos tecidos moles em sítios pônticos em pacientes tratados com ou sem enxerto de tecido mole durante um período de observação de 10 anos. Foram inscritos neste estudo um total de 17 pacientes que receberam uma prótese dentária fixa (FDP) de origem dentária. Nove pacientes receberam um enxerto de tecido conjuntivo subepitelial no local do pôntico (teste). Oito pacientes continuaram sem enxerto de tecido conjuntivo mole (controlo). As impressões de base foram tiradas após a entrega do FDP final e aos 10 anos. Os moldes foram digitalizados e as imagens digitais sobrepostas para medições volumétricas e lineares: a distância média (MD) entre as superfícies na área média-bucal, a altura do pôntico (PH) e a largura da crista (RW). Concluíram que Limitado por um desenho de estudo retrospectivo, os sítios pônticos com ou sem aumento de tecido mole por meio de um SCTG estão subjacentes a mudanças mínimas durante um período de observação de 10 anos.

Daniel S. T., AbdulMonem A., Alain F., Christoph H. F., Hammerle, Ronald E. J., Goran I. B. (2017)[39]

Este trabalho visou investigar a eficácia e previsibilidade de diferentes modalidades de tratamento para o ganho de tecido queratinizado (KT) em maxilares totalmente desdentados antes da colocação de implantes dentários: retalho apicalmente posicionado (APF), APF mais matriz de colagénio xenogénico (XCM), e APF mais enxerto gengival livre (FGG). Em pacientes totalmente desdentados com zonas insuficientes de KT nas possíveis posições de implantes, foram realizadas quatro modalidades de tratamento no maxilar inferior: APF, XCM, FGG, e um grupo de controlo sem tratamento (controlo). APF e XCM foram aplicados nas primeiras posições molares, FGG, e controlo nas posições caninas. Os resultados avaliados até 3 meses pós-cirurgia incluíram alterações na largura do KT (num período de 3 meses), análise histomorfométrica de biópsias de tecidos moles colhidos (aos 3 meses de pós-operatório), e medidas de resultados relatados pelos pacientes (PROMs). Concluíram que todos os três métodos eram adequados para aumentar a largura do KT, embora só a APF tenha proporcionado cerca de 50% menos ganhos em comparação com o XCM e o FGG.

Discussão

CLASSIFICAÇÃO DO ENXERTO DE TECIDO MOLE

De acordo com a espessura do enxerto:

(Sullivan & Atkins 1968)[40]

1) 0,5 - 0,75mm
2) 0.75 - 1.25mm
3) 1,25 - 1,75mm

Classificação das técnicas de aumento dos tecidos moles

(Zucchelli, 2012)[41]

1) Enxerto Onlay
2) Enxerto de tecido conjuntivo subepitelial ou subepitelial (CTGs)
3) Enxerto interposicional
4) Rolos de abas

Classificação dos auto-enxertos de tecido mole

(Ramzi V, 2013)[42]

1) Enxerto gengival gratuito
2) Enxerto de tecido conjuntivo livre
3) Enxerto de tecido palatino de pedículo
4) Flap coronalmente avançado

Classificação dos enxertos de acordo com o local onde é colhido (Ross I. Gordon, 2017)[43]

1) Enxerto gengival livre (FGG)
2) Almofada de gordura bucal (BFP)
3) Enxerto de mucosa bucal (BMG)

Classificação Seibert de defeitos de cumeeira: [44]

1. Classe 1: Perda de tecido com altura normal da crista numa dimensão apicocoronal.
2. Classe 2: Perda apicocoronal de tecido com largura normal de cumeeira numa dimensão

bucolingue.

3. Classe 3: Perda combinada de tecido vestibulolingual e apicocoronal resultando na perda da altura e largura normal da crista.

INDICAÇÕES E CONTRA-INDICAÇÕES

1) Recessão gengival: A recessão gengival é definida como o deslocamento de tecidos moles e duros, resultando na exposição da superfície da raiz. A recessão do tecido marginal está associada à sensibilidade térmica e táctil, a queixas estéticas e a uma tendência para cáries radiculares. De acordo com o US National Survey, 88% dos idosos (com 65 anos ou mais) e 50% dos adultos (18 a 64) apresentam recessão num ou mais locais; o aumento progressivo da frequência e extensão da recessão é observado com o aumento da idade. [45] A principal indicação para o tratamento de recessões gengivais é a procura por parte dos pacientes. O "encurtamento" estético do dente só pode ser realizado com procedimentos cirúrgicos de cobertura radicular. O resultado óptimo do tratamento de recessão gengival é completo, previsível e duradouro, com um nível significativo de regeneração dos tecidos.

2) Deformidades das cristas de tecido mole: A presença de tecido queratinizado à volta dos implantes dentários, tal como se vê nos dentes naturais, é muito importante na função e na estética. A faixa de gengiva presa proporciona protecção tanto aos dentes como aos implantes dentários quando são aplicadas forças normais de escovagem, fio dental e mastigação. Quando faltam dentes e implantes dentários na gengiva afixada, forças normais podem levar à inflamação e recessão do tecido e do osso. Defeitos alveolares localizados são frequentemente encontrados em pacientes parcialmente desdentados que prejudicam a restauração protética da área da crista danificada, causando complicações estéticas, fonéticas e de higiene oral. Estes defeitos estão associados ao défice no volume de osso e tecidos moles dentro do processo alveolar.[46]

3) Perda de papila: As estruturas muito delicadas (tais como disposição dos vasos, fibras supracrestais e fixação epitelial da zona do colo) da região papilar interdental são facilmente cortadas por procedimentos restaurativos ou por acumulação de placas em resultado de acesso inadequado com dispositivos de higiene oral interdentais. O tratamento da perda da papila interdentária pode ser complexo e imprevisível. Os métodos cirúrgicos abordam a recontaminação, preservação ou reconstrução do tecido mole, incluindo a papila interdentária, bem como o osso alveolar. [47]

4) Largura inadequada da gengiva anexa: A presença de uma zona adequada de queratinização da mucosa foi considerada necessária para a manutenção da saúde gengival e prevenção da progressão da doença periodontal. Isto deve-se à dificuldade/incapacidade do doente em manter um controlo adequado da placa devido à natureza profunda e estreita do defeito de recessão ou à ausência de tecido queratinizado. A largura da gengiva queratinizada inclui a gengiva marginal e a gengiva anexa. Lang e Loe sugeriram uma largura de pelo menos 2mm de mucosa queratinizada, da qual 1mm devia ser fixada. Em dentes com restaurações subgengivais, no entanto, tem sido relatado que uma zona estreita de mucosa queratinizada está associada a uma maior probabilidade de inflamação gengival. Os tecidos peri-implantares e periodontais podem diferir na sua resistência à infecção bacteriana. Assim, a necessidade de uma zona de tecido queratinizado adjacente aos implantes dentários tem sido sugerida.[48]

5) Vestíbulo rasa: O vestíbulo é medido desde a margem gengival até ao fundo do vestíbulo. Com a profundidade mínima do vestíbulo, os procedimentos de higiene adequados são postos em risco. A técnica de escovagem sulcular requer a colocação da escova de dentes na margem gengival, o que pode não ser possível com uma profundidade vestibular reduzida. A gengiva mínima fixada com profundidade vestibular adequada pode não requerer correcção cirúrgica se for praticada uma higiene atraumática adequada com uma escova macia. Quantidades mínimas de queratinização da gengiva ligada sem profundidade vestibular podem geralmente ser corrigidas por cirurgia mucogingival. Uma profundidade vestibular adequada pode também ser necessária para a colocação adequada de próteses removíveis.

Contra-indicações e Limitações:

1. Certas condições médicas são consideradas contra-indicações gerais à intervenção cirúrgica. As perturbações do colagénio, tais como líquen plano erosivo e pemfigoide, podem representar um risco para a viabilidade de enxertos de tecido conjuntivo autógeno colocados num leito receptor que exibam uma resposta patológica de cura. Não existem provas publicadas que apoiem ou desencorajem a utilização de técnicas de enxerto de tecido mole em tais casos.
2. O tabagismo é outra contra-indicação relativa. Está bem estabelecido que um factor determinante do sucesso do aumento do tecido mole é a revascularização do enxerto. A nicotina contida nos cigarros causa vasoconstrição no local cirúrgico, resultando frequentemente em necrose do enxerto. Esta vasoconstrição associada à nicotina, em combinação com a falta de aderência dos fibroblastos e alteração da resposta imunitária, diminui a probabilidade de um resultado bem sucedido. [49-50]
3. Os factores locais que também podem limitar a selecção de doentes incluem a falta de espessura adequada do tecido no local doador palatino ou o acesso cirúrgico restrito a locais doador intra-oral, tais como o posterior do palato duro ou a tuberosidade maxilar.[51]

Árvore de decisão para enxertia de tecido mole em torno dos dentes:

É proposta uma árvore de decisão para orientar o clínico na escolha prudente das técnicas mais adequadas e previsíveis na gestão dos diferentes objectivos e situações clínicas. A árvore de decisão tem em consideração os seguintes factores de influência importantes:

- Identificar e remover os factores etiológicos
- Estabelecer o objectivo do tratamento
- Determinação da potencial cobertura radicular através do exame do nível ósseo

interproximal adjacente e da espessura do tecido sobrejacente.

Ao adoptar este processo de tomada de decisão, os resultados previsíveis do tratamento aumentariam e as complicações e falhas desnecessárias seriam reduzidas.[52]

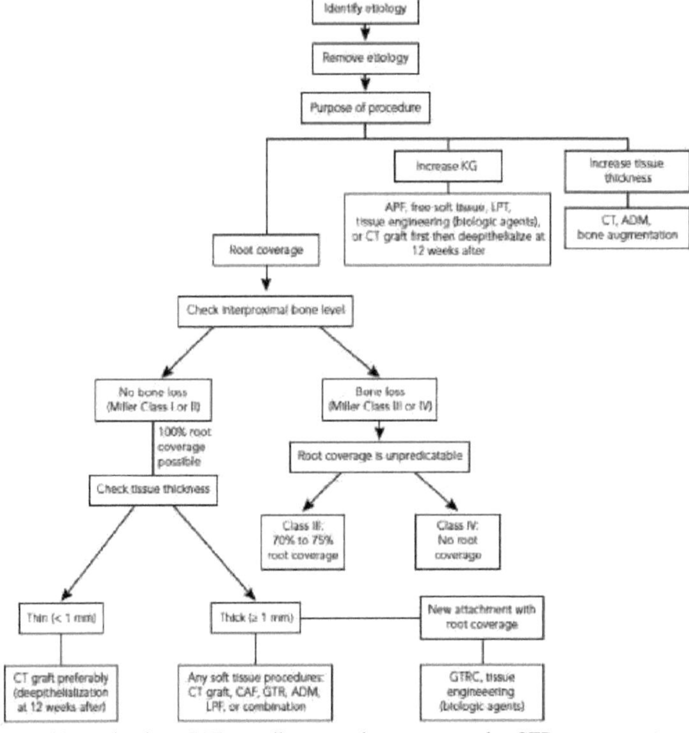

Fig. 1 CT= tecido conjuntivo; CAF= retalho coronalmente avançado; GTR= regeneração guiada do tecido; ADM= matriz dérmica acelular; KG= gengiva queratinizada; LPF= retalho lateralmente posicionado; APF= retalho apicalmente posicionado; GTRC= cobertura radicular baseada em GTR [52]

Árvore de decisão para enxertia de tecido mole em redor do implante :

O sucesso da terapia baseada em implantes depende da colocação cirúrgica de implantes em locais de restauração com importância adequada ao perfil do tecido mole, volume do tecido duro, e oclusão óptima. A um nível biológico, seria favorável ter uma zona de tecido queratinizado em redor dos implantes dentários. No entanto, a necessidade de tecido queratinizado em redor dos implantes é um tema debatido. Vários estudos documentaram associações positivas entre a presença de mucosa queratinizada adequada em redor dos implantes e a melhoria da saúde dos tecidos moles. A mucosa queratinizada em redor dos implantes melhoraria a previsibilidade do tratamento baseado em implantes para manutenção a longo prazo. O principal objectivo do protocolo de aumento sequencial da crista (SRA) é fornecer uma orientação baseada em evidências no planeamento do tratamento, com uma importância significativa atribuída à avaliação do tecido queratinizado antes da colocação do implante[53] . O protocolo envolve 3 etapas principais no processo de planeamento do tratamento. O primeiro e mais crítico passo é avaliar a quantidade de tecido queratinizado presente no local proposto para o implante. Segue-se o segundo passo, que envolve a avaliação das dimensões do tecido duro e do rebordo alveolar no local proposto para o implante. A terceira e última etapa envolve a formulação de uma sequência de tratamento, dependendo do tipo e da quantidade de necessidade de aumento. Como a gengiva queratinizada é significativamente mais resistente a tensões mecânicas do que a mucosa alveolar.[54] uma faixa deste tecido melhoraria o prognóstico em termos de deiscência de retalho, especialmente em casos que requerem um aumento vertical ou grande horizontal do osso. Além disso, tem sido relatada uma maior perda óssea vestibular e uma margem de tecido mole mais apicalmente localizada nos implantes quando colocados no osso rodeado por mucosa alveolar, em comparação com a mucosa queratinizada.[55]

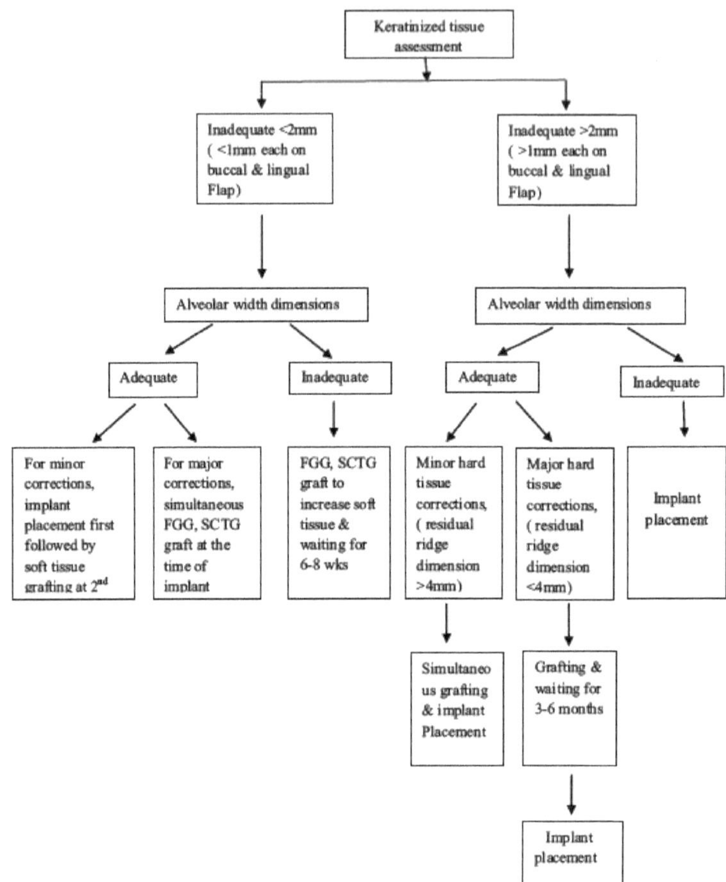

Fig. 2 Árvore de decisão para enxertia de tecido mole em redor de implantes [55]

Conceito de barreira tecidual:

Goldman e Cohen (1979) delinearam um conceito de barreira tecidual para a cirurgia mucogingival. Postularam que a densa faixa de colagénio do tecido conjuntivo retarda ou obstrui melhor a propagação da inflamação do que a disposição das fibras soltas da mucosa alveolar. Recomendaram o aumento da zona de tecido ligado queratinizado para alcançar uma barreira tecidual adequada (tecido espesso), limitando assim a recessão como resultado da inflamação. Esta opinião foi indirectamente apoiada por descobertas de Kennedy e colegas (1985), após avaliação de memória dos pacientes descontinuados não supervisionados do seu estudo longitudinal de 6 anos de enxerto gengival autógeno livre, bem como descobertas de Lindhe e colegas (1973), Baker e Seymour (1976), Rubin (1979), Lindhe e Nyman (1980). Em contraste com estas descobertas, os dentes que possuem o tecido menos ligado (cúspides e bicúspides) são os menos envolvidos periodontalmente, onde como incidência de doença é maior nas superfícies linguísticas e palatinas onde a quantidade de queratina gengival é maior (Wearhaug 1971). Wennstrom 1985 declarou que um tecido marginal fino, em particular na ausência de osso alveolar subjacente, estará em maior risco de recessão uma vez que as lesões inflamatórias induzidas por placas podem ocupar e causar destruição de toda a poção do tecido conjuntivo gengival. Hall (1977) observou vários factores críticos a serem considerados para além da mera falta de uma zona adequada de gengivais anexos: [57]

1. Idade do paciente
2. Nível de higiene oral
3. Dentes envolvidos
4. Problemas estéticos potenciais ou existentes
5. Recessão existente com problemas estéticos ou de sensibilidade
6. Necessidades dentárias dos pacientes
7. Problemas dentários anteriores

A espessura do enxerto foi originalmente delineada e classificada por Sullivan e Atkins (1968). determinou a viabilidade do enxerto e a sua capacidade de resistir ao stress funcional.

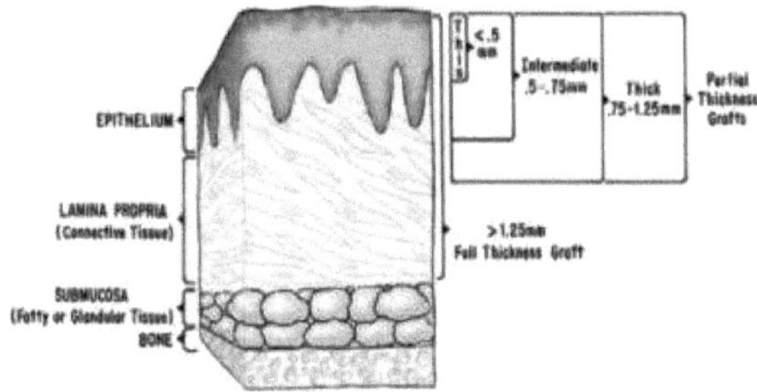

Fig.3 Representação esquemática do tecido palatino. Ilustração de enxertos de tecido mole de várias espessuras, parciais e totais. [57]

O enxerto de espessura fina ou intermédia é melhor para aumentar a zona da gengiva ligada queratinizada, enquanto que um enxerto de espessura grossa ou completa é recomendado para procedimentos de cobertura radicular e aumento de cristas. Enxertos de espessura fina ou intermédia de aproximadamente 0,5 a 0,75 mm são a espessura ideal para aumentar a zona da gengiva aderente queratinizada (soehren e colegas, 1973) e ao mesmo tempo produzir um resultado que seja esteticamente agradável. Os enxertos desta espessura sofrem uma contracção primária mínima devido à pequena quantidade de fibras elásticas (orban, 1966). Eles sofrem uma boa parte da contracção secundária de aproximadamente 25 a 45% (Ratertschak e colegas, 1979; Seibert, 1980; Ward, 1974) como resultado da cicatrização, que liga o enxerto ao leito subjacente (Barsky e colegas, 1964). Este encolhimento pode ser compensado tornando o enxerto adequadamente mais largo no momento da operação. Enxertos espessos ou de espessura total de 1,25 a 2 mm ou superior são indicados para cobertura radicular e procedimentos de aumento da crista. São suficientemente espessos para se sustentarem sobre superfícies radiculares avasculares enquanto desbastam sem se partirem até que a difusão plasmática possa ser eficaz. Também tendem a criar um enxerto não estético em forma de remendo; têm maior contracção primária devido à grande quantidade de fibras elásticas (Davis e Kitlowski, 1931) mas contracção secundária mínima devido à lâmina propria mais espessa (Barsk e colegas, 1964). A maior contracção primária tende a atrasar a revascularização, fechando os vasos sanguíneos (Davis e Davis, 1966).[57]

A mucosa oral pode ser dividida em três porções: a mucosa sensorial especializada (papilas gustativas no dorso da língua), a mucosa de revestimento (lábios, bochechas, vestíbulo, chão da boca, base da língua e palato mole) e a mucosa mastigatória (gengiva e palato duro) (Orban & Sicher 1945). A mucosa mastigatória do palato duro é composta por três camadas histológicas: o epitélio, e o tecido conjuntivo subepitelial com a lâmina propria e a submucosa.

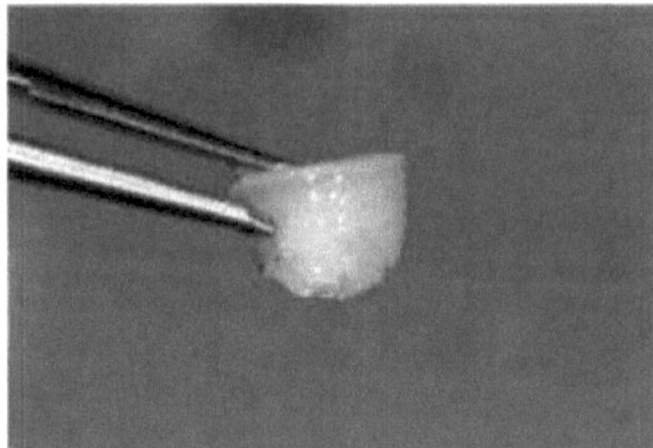

Fig. 4 Vista clínica de um enxerto epitelializado espesso e livre sem periósteo colhido do palato lateral para ilustrar a composição histológica da mucosa mastigatória palatina: cobertura do epitélio e tecido conjuntivo subepitelial incluindo lâmina propria e submucosa. [57]

O epitélio é caracterizado por ortoqueratinização e cerca de 300 mm de espessura, correspondendo a sua estrutura basicamente à do epitélio gengival. A lâmina propria abaixo do epitélio palatino é tecido muito grosseiro. Contém uma elevada proporção de substância intercelular, que é produzida por fibroblastos. Esta matriz extracelular é responsável pelas propriedades mecânicas da camada de tecido. É constituída predominantemente por fibrilhas de colagénio, principalmente com colagénio dos tipos I e II e poucos tipos V e VI. As fibras elásticas estão praticamente ausentes. A lâmina própria é dividida na porção papilar e na porção reticular. A porção papilar mostra projecções em forma de dedo que se entrelaçam com o epitélio sobrejacente enquanto que a porção reticular consiste em fibras reticulares espessas e densas. A submucosa é uma camada de tecido conjuntivo, que liga a lâmina propria ao periósteo do osso subjacente. Inúmeras glândulas, nervos e tecido adiposo estão presentes nesta camada de tecido. A sua espessura pode variar entre pacientes e dentro de um mesmo indivíduo (Muller et al. 2000). [58]

A submucosa é caracterizada por uma zona bastante gorda nas glândulas anteriores e copiosas (Gll. Palatinae) na zona posterior enquanto que, em geral, é menos pronunciada na zona posterior do que na parte anterior do palato.

A espessura da mucosa mastigatória no palato tem sido avaliada em diferentes estudos. Eger e Muller determinaram a espessura com dispositivos ultra-sónicos (Eger et al. 1996, Muller et al. 2000). Verificaram que a espessura do tecido mole na zona da tuberosidade era mais elevada com mais de 4 mm, seguida da mucosa mastigatória palatina nos segundos molares e pré-molares com uma média de 3 mm. De um modo geral, a espessura encontrada era mais elevada nos homens do que nas mulheres. Além disso, houve uma tendência para um aumento do canino para o segundo pré-molar, uma diminuição no primeiro molar e um aumento novamente no segundo molar. A segunda região pré-molar mostrou-se mais espessa com uma média de 3,81 - 0,75 mm e a primeira região molar a mais fina com 3,13 - 0,69 mm. Num estudo com cadáveres realizado por Gapski e colegas de trabalho, a espessura do tecido mole na tuberosidade revelou-se de 2,5-4 mm (Gapski et al. 2006). [59] Aparentemente, o tecido conjuntivo subepitelial da área da tuberosidade é um tecido muito denso, grosseiro e rico em colagénio que parece conter menos gordura e tecido glandular, mas muito mais colagénio do que o do palato lateral anterior. O fornecimento de sangue arterial do palato é fornecido pela artéria palatina superior (GPA), um ramo da artéria maxilar, que emerge do forame palatino superior. A mesma percorre um sulco lateral ao nervo palatino superior (GPN) e submete ramos à mucosa palatina e à gengiva, diminuindo continuamente o seu diâmetro e terminando no canal incisivo, onde anastomoses com a artéria esfenopalatina. A inervação da mucosa e gengiva no palato duro é fornecida pelo GPN, que emerge também através do forame palatino maior e atravessa medial à GPA, subdividindo-se em vários ramos, que estão a tornar-se mais finos em direcção à camada epitelial. Entre a GPA e o GPN, está presente uma crista, que na maioria dos casos pode ser palpada clinicamente (Benninger et al. 2012). [60] No que diz respeito a potenciais complicações da colheita de SCTG no palato, o feixe neurovascular palatino é uma estrutura anatómica muito importante eclinicamente relevante a ser protegida. Monnet-Corti e colegas de trabalho, que mediram a distância dos ramos principais do

A GPA da margem gengival palatal em 198 modelos de gesso de pacientes periodontalmente saudáveis, constatou que a distância média da margem gengival à GPA variou entre aproximadamente 12 mm na área canina e aproximadamente 14 mm ao nível do segundo molar (Monnet-Corti et al. 2006). [61] Os autores concluíram que deveria ser possível colher um SCTG medindo 5 mm de altura em todos os pacientes e 8 mm de altura em 93% dos pacientes sem risco de danificar a APG. Benninger e colegas de trabalho, que mediram uma distância média de 12 mm (intervalo 9-16 mm) entre o primeiro molar e o GPA (Benninger et al. 2012). Para localizar a AGP, os autores assumiram que na maioria dos casos a AGP seria encontrada a uma distância de 76% da altura palatina medida a partir da junção cemento-esmalte do primeiro molar. Outras evidências sugerem que a altura da abóbada palatina está relacionada com o curso da artéria palatina maior: Quanto mais rasa for a abóbada palatina, mais próxima fica a artéria palatina da margem gengival palatina (Reiser et al.1996).

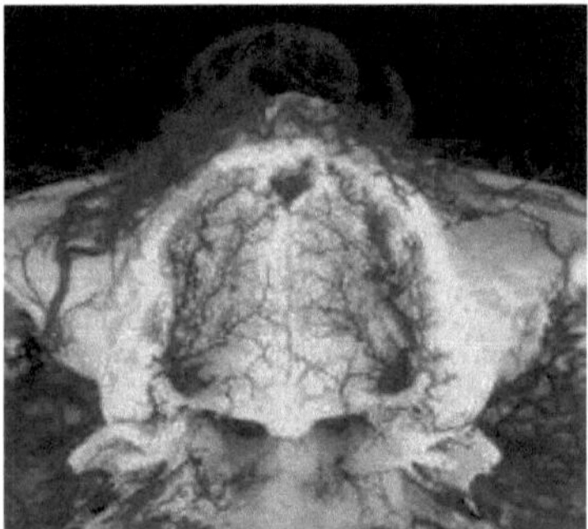

Fig. 5 Os vasos sanguíneos que abastecem a região do palato lateral podem ser vistos nesta espécime anatómico. [60]

A artéria palatina maior emerge do forame palatino maior e estende-se ao longo do palato lateral numa direcção anterior. Devido à sua dimensão, a lesão da artéria palatina superior, particularmente no seu segmento distal, pode resultar em hemorragia maciça. Por conseguinte, é crucial tomar precauções para evitar danos na artéria quando os enxertos de tecido conjuntivo subepitelial são colhidos do palato.

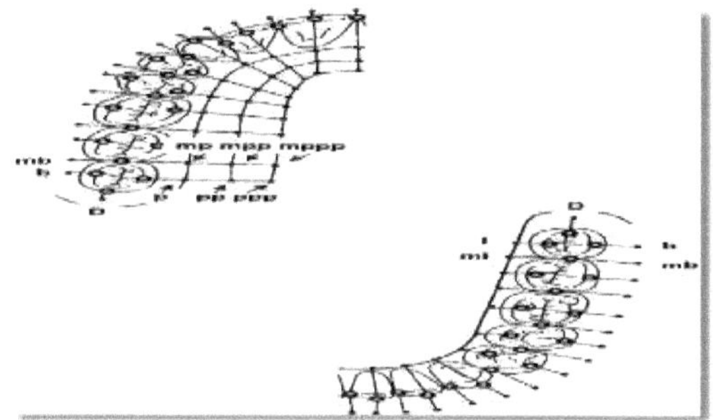

Fig. 6 A definição de 149 pontos de medição (P) para avaliação da espessura da mucosa mastigatória foi baseada em pontos anatómicos (S) dos dentes adjacentes, bem como no diâmetro da sonda do transdutor (4 mm). A codificação dos locais de medição, como explicado na secção de material e métodos (mb, b, p, pp, ppp, mp, mpp, mppp, l, ml, D, ver setas) é demonstrada para os dentes 18 e 38.

O sucesso a longo prazo das restaurações estéticas depende de vários factores como o biótipo gengival, a arquitectura do tecido gengival e a forma dos dentes anteriores. A morfologia gengival desempenha um papel importante na determinação do resultado estético final. As características morfológicas da gengiva dependem de vários factores como a dimensão do processo alveolar, a forma dos dentes, eventos que ocorrem durante a erupção dentária, a eventual inclinação e posição dos dentes totalmente erupcionados. Uma espessura gengival de P2 mm é definida como biótipo grosso e uma espessura gengival de <1,5 mm como biótipo fino. O conhecimento de um clínico na identificação de biótipos gengivais é fundamental para alcançar resultados óptimos de tratamento. Foram propostos vários métodos invasivos e não invasivos para medir a espessura do tecido. Estes incluem medição directa, método de transparência da sonda, dispositivos ultra-sónicos e tomografia computorizada de feixe cónico. Ochsenbein e Ross no seu estudo pioneiro indicaram que existiam dois tipos principais de morfologia gengival, nomeadamente a vieta e a gengiva fina ou plana e espessa. O termo "biótipo periodontal" foi mais tarde introduzido por Seibert e Lindhe para categorizar a gengiva em biótipos "espessos planos" e "finos com vieiras".[64, 65]

Authors	Classification		
Ochsenbein and Ross[1]	Scalloped and thin	Flat and thick	
Seibert and Lindhe[2]	Thick ≥2 mm	Thin <1.5 mm	
Becker *et al.*[5] (distance between interproximal and mid-facial level of alveolar bone)	Flat: 2.1 mm	Scalloped: 2.8 mm	Pronounced scalloped: 4.1 mm
Kan *et al.*[6]	Thick >1 mm	Thin ≤1 mm	
Claffey and Shanley[7]	Thick ≥2 mm	Thin <1.5 mm	
Egreja *et al.*[8]	Thick >1 mm	Thin <1 mm	

Fig. 7 Classsificação dos biótipos gengivais. [64, 65]

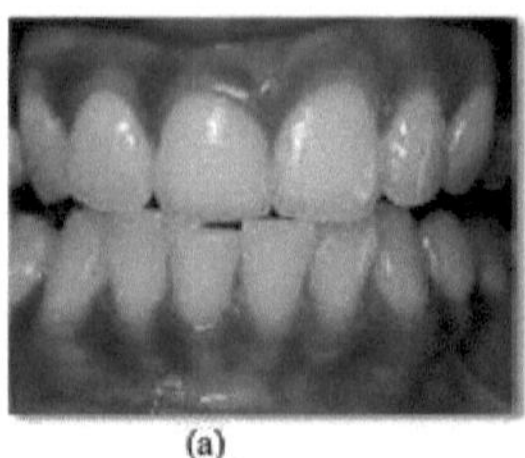
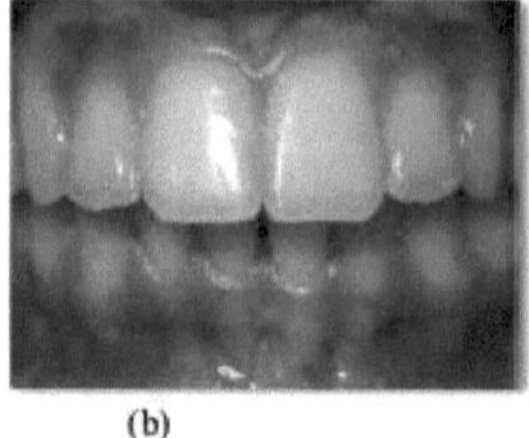

(a) (b)

Fig. 8 (a) Biótipo periodontal espesso. (b) Biótipo periodontal espesso.[64]

MÉTODOS DE MEDIÇÃO DA ESPESSURA GENGIVAL:-

Muitos métodos têm sido propostos até à data para analisar a espessura do tecido gengival. Estes são descritos como se segue:

❖ **Medidas directas:**

A gengiva é anestesiada por aplicação tópica de um gel anestésico. Um espátula endodôntica com um stop/caliper de borracha é inserido num ponto no centro da margem gengival e da junção mucogingival numa direcção perpendicular e esta medição é registada contra um calibrador digital. É um método de medição preciso; no entanto, é uma técnica invasiva. [66]

❖ **Exame visual:**

O biótipo gengival é clinicamente avaliado com base na aparência geral da gengiva em torno do dente. O biótipo gengival foi considerado espesso se a gengiva fosse densa e fibrótica e fina se a gengiva fosse delicada, friável, e quase translúcida. A vantagem desta técnica é que é minimamente invasiva, contudo verificou-se que tem uma precisão muito baixa e uma variação interexaminadores muito elevada. [67]

❖ **Transparência das sondas:**

A sonda Sulcus do aspecto meiofacial do dente é realizada. O biótipo gengival é classificado como fino ou grosso, de acordo com a visibilidade da sonda periodontal subjacente através do tecido gengival (visível = fino, não visível = grosso). É uma técnica minimamente invasiva com uma boa precisão. [68]

❖ **Dispositivos ultra-sónicos:**

Uma sonda sensível e fina ligada a um dispositivo ultra-sónico mede ultra-sonicamente os biótipos. Utiliza o princípio do eco de pulso para a determinação da espessura do biótipo.

Esta técnica proporciona uma visualização digital de medida precisa, evita a variabilidade interexaminadores e não invasiva, mas o custo elevado do equipamento e a disponibilidade limitada tornam-na menos viável. [69]

❖ **Tomografia computorizada de feixe cônico:**

É utilizado para visualizar e medir a espessura tanto dos tecidos duros como moles. Resultados altamente precisos podem ser obtidos utilizando tomografia computorizada de feixe cônico (CBCT), e não há variação interexaminadores. No entanto, há alguma exposição à radiação e aumento do custo para os pacientes. [70, 71]

O tecido gengival espesso está associado a uma ampla zona de tecido queratinizado e contorno gengival plano sugestivo de arquitectura óssea espessa e também é mais resistente a inflamações e traumas. O tecido gengival fino está associado a uma banda fina do tecido queratinizado, o contorno gengival em vieiras sugere uma arquitectura óssea fina e é mais sensível à inflamação e ao trauma. A inflamação do periodonto resulta em aumento da formação de bolsas e recessão gengival em tecidos espessos e finos, respectivamente.[69] O biótipo do tecido é um factor crítico que determina o resultado do tratamento dentário. A espessura gengival inicial é significativa, uma vez que pode prever o resultado dos procedimentos de cobertura radicular e tratamentos restaurativos.[73]

Ochsenbien e Ross (1969), propuseram que o contorno da gengiva seguisse de perto o contorno do osso subjacente. Os dados de um estudo sugerem que em 85% da população, o biótipo periodontal grosso era mais prevalecente do que a forma fina da vieira (15%). Os pacientes com biótipos espessos demonstram papilas curtas, enquanto que os biótipos espessos com vieiras mostram papilas longas. Esta disparidade morfométrica poderia resultar numa maior perda de papilas nestas últimas. As outras características distintivas de um tecido com biótipos espessos incluem tecido mole plano e arquitectura óssea, cortina de tecido mole mais densa e fibrótica, grande quantidade de mucosa mastigatória aderente, resistência a traumas agudos e resposta a doenças com formação de bolsas e defeito infra ósseo. os dentes têm uma forma mais quadrada e mostram cúspides posteriores mais lisas. As áreas de contacto dos dentes adjacentes são maiores à faciolingue e incisogingivalmente.[72]

Os biótipos gengivais finos são delicados, de grande vietação e de aparência translúcida. O tecido mole parece delicado e friável com uma quantidade mínima da gengiva anexada. O osso subjacente é fino ou mínimo osso sobre as raízes labiais com possível presença de fenestrações e deiscências. Os pacientes com biótipos de vieiras finas são considerados em risco por terem sido associados a uma resposta comprometida dos tecidos moles após tratamento cirúrgico e ou restaurativo. Os dentes são mais triangulares com cúspides posteriores mais íngremes. As áreas de contacto dos dentes adjacentes são pequenas à faciolingue e incisogingivalmente e estão localizadas em direcção ao terço incisal ou oclusal. A espessura gengival afecta o resultado do tratamento possivelmente devido à diferença na quantidade de fornecimento de sangue ao osso subjacente e à susceptibilidade à reabsorção. As doenças gengivais ou periodontais são mais susceptíveis de ocorrer em doentes com um biótipo fino e o processo de remodelação, após a extracção dentária resulta numa reabsorção alveolar mais dramática nas direcções apical e lingual. Uma extracção atraumática e a preservação das placas alveolares são essenciais, se o local for utilizado para a colocação de implantes. Quando se espera o comprometimento da placa alveolar, é então necessário utilizar protocolos de aumento de cumeeira. [65] **Resposta tecidual ao tratamento:-**

O biótipo do tecido é um factor significativo que influencia os resultados do tratamento estético. Nos procedimentos de cobertura das raízes, um retalho mais espesso foi associado a um prognóstico mais previsível. Verificou-se que a espessura gengival inicial era o factor mais significativo que influenciava o prognóstico de um procedimento completo de cobertura radicular. Uma espessura de retalho de 0,8-1,2 mm foi associada a um prognóstico mais previsível. Os dados sugerem que estes dois biótipos de tecido respondem de forma diferente à inflamação, trauma e insulto cirúrgico. Como os tecidos ósseos e gengivais são diferentes para biótipos de tecidos espessos e finos, estas distinções influenciariam significativamente a preparação do local do implante e o planeamento do tratamento. A estabilidade da crista óssea e do tecido mole é directamente proporcional à espessura dos tecidos ósseos e gengivais. A construção de uma restauração esteticamente agradável envolve não só a harmonização do tamanho, forma, posição e cor de cada dente protético com os dentes adjacentes, mas também o estabelecimento da compatibilidade do tecido mole periimplantar com a gengiva e mucosa circundantes é essencial. A compreensão do biótipo periodontal também é importante no tratamento ortodôntico. Tem sido demonstrado que o tecido gengival com um pequeno diâmetro horizontal na presença de uma placa dentária, é mais susceptível à migração apical da fixação do tecido conjuntivo com a gengiva marginal, especialmente perto dos dentes, sob a influência da força ortodôntica.[74]

Significado clínico:-

A espessura e os contornos dos tecidos moles são factores de diagnóstico importantes que influenciam o resultado estético de uma restauração de implantes. As evidências sugerem que a percentagem da taxa de sucesso de implantes imediatos em anteriores é maior em indivíduos com biótipos espessos. Assume-se que em biótipos espessos, a presença de osso da lâmina adjacente à placa cortical externa fornece a base para o suporte metabólico do osso cortical e, consequentemente, a sua estabilidade e sustentabilidade. Em biótipos finos, onde o osso da lâmina é escasso ou ausente, o osso cortical é sujeito a uma reabsorção rápida. A estabilidade a longo prazo das margens gengivais em redor dos implantes e dentes adjacentes dependerá da altura e espessura suficientes do osso facial. As espessuras do osso da crista no aspecto vestibular influenciam significativamente a remodelação durante o período inicial de cicatrização de quatro meses após a colocação imediata do implante. Os locais com >1 mm de espessura mostraram uma reabsorção vertical mínima da crista vestibular quando comparados com locais com ossos mais finos. Para formar uma fixação epitelial estável do tecido conjuntivo, é necessário um mínimo de 3 mm de mucosa de peri implante que serve como mecanismo de protecção para o osso subjacente. Por conseguinte, um implante retardado deve ser considerado quando não houver espessura suficiente de tecido mole e duro. A extracção dentária em biótipos espessos resulta em atrofia mínima da crista, enquanto que extracções traumáticas podem resultar em fractura das placas labiais e reabsorção alveolar indevida em placas ósseas finas. Se o local for utilizado para a colocação de implantes, devem ser considerados os protocolos de extracção atraumática e de aumento da crista. Tem sido sugerido que um biótipo grosso pode melhorar o fornecimento de sangue colateral à estrutura óssea subjacente, enquanto que um biótipo fino pode comprometê-lo. Na sequência de procedimentos periodontais regenerativos, foi observada uma recessão gengival limitada em biótipos espessos do que em biótipos finos. Os tecidos gengivais espessos são mais resistentes à recessão da mucosa ou irritação mecânica e são capazes de criar uma barricada para ocultar margens restauradoras. Daí a necessidade de converter um tecido fino para um biótipo espesso.[75,76]

Técnicas para cobrir a recessão gengival:-

1) Auto-enxerto Gengival Livre

O enxerto gengival livre é utilizado para criar uma zona alargada de gengiva anexa. Eles foram inicialmente descritas por Bjorn' em 1963 e têm sido amplamente investigadas desde então. 57, 58

Vantagens:

1. Elevada taxa de sucesso para o aumento da largura da gengiva anexada e a formação de nova gengiva anexada.
2. Aplicável a múltiplos dentes.
3. Simples.
4. Remove a fixação frenal anormal
5. Utilizado para a cobertura das raízes.

Desvantagens:

1. Requer duas áreas cirúrgicas.
2. Uma ferida aberta é deixada no palato da qual o enxerto é retirado. O desconforto e a hemostasia podem também ser um problema.
3. Mau fornecimento de sangue para enxertar.
4. A harmonia da cor com o tecido circundante após o enxerto é subóptima.

Indicações:

1. Para aumentar a largura do gengival anexo.
2. Para formar uma nova gengiva funcional anexada onde a gengiva anexada é completamente inexistente.
3. Para enxerto gengival de pedículo onde a gengiva dos dentes adjacentes é insuficiente como sítio donar.
4. Para remover frenesim e fixação anormais.
5. Para aprofundar o vestíbulo oral.
6. Para cobertura das raízes.
7. Para procedimento de aumento de cumeeira.

A TÉCNICA CLÁSSICA

Passo 1: Preparar o Sítio Destinatário:

a) O objectivo desta etapa é preparar um leito de tecido conjuntivo firme para receber o enxerto. O local receptor pode ser preparado através da incisão na junção mucogingival existente com uma lâmina #15 até à profundidade desejada, misturando a incisão em ambas as extremidades com a linha mucogingival existente. O periosteum deve ser deixado a cobrir o osso.

b) Outra técnica consiste em delinear o local receptor com duas incisões verticais da margem gengival cortada para a mucosa alveolar.

c) Estender as incisões para aproximadamente o dobro da largura desejada da gengiva anexa, permitindo a contracção de 50% do enxerto quando a cura estiver completa.

d) Inserir uma lâmina #15 ao longo da margem gengival cortada e separar uma aba constituída por epitélio e tecido conjuntivo subjacente sem perturbar o periósteo. Estender a aba até à profundidade da incisão vertical.

e) Suturar a aba onde a porção apical do enxerto livre será localizada. São colocadas três a quatro suturas intestinais independentes. A agulha é primeiro passada como um colchão superficial de suturas perpendiculares à incisão e depois sobre o periósteo paralelo à incisão.

f) Fazer um molde em folha de alumínio do local receptor para ser usado como padrão para o enxerto.

Passo 2: Obter o enxerto do local doador:

a) A técnica clássica ou convencional de enxerto gengival livre consiste em transferir um pedaço de gengiva queratinizada aproximadamente do tamanho do local receptor. O palato é o local habitual a partir do qual o tecido doador é retirado. O enxerto deve ser constituído por epitélio e uma fina camada de tecido conjuntivo subjacente.

b) Colocar o modelo sobre o local doador, e fazer uma incisão rasa à sua volta com uma lâmina #15. Inserir a lâmina na espessura desejada, num dos bordos do enxerto. Elevar a borda e segurá-la com uma pinça de tecido. Continuar a separar o enxerto com a lâmina, levantando-o suavemente à medida que a separação progride para proporcionar visibilidade.

c) A colocação de suturas nas margens do enxerto ajuda a controlá-lo durante a separação e transferência e implica a colocação e sutura para o local recente.

d) A espessura adequada é importante para a sobrevivência do enxerto. Deve ser suficientemente fina para permitir a difusão pronta do fluido nutritivo do local receptor, o que é essencial no período imediato pós-transplante. Um enxerto demasiado fino pode necrose e expor o receptor. Se o enxerto for demasiado espesso, a sua camada periférica é posta em perigo devido ao tecido excessivo que o separa da nova circulação e dos nutrientes". A espessura ideal de um enxerto é entre 1,0 e 1,5 mm".

e) Após a separação do enxerto, remover as abas de tecido solto da superfície inferior. Afinar a borda para evitar contornos marginais e interdentários bolbosos.

Passo 3: Transferência e Imobilização do Enxerto:

a) Retirar a esponja do local receptor; voltar a aplicá-la, se necessário, com pressão, até parar a hemorragia. Remover o coágulo em excesso. Um coágulo espesso interfere com a vascularização do enxerto.

b) Posicionar o enxerto e adaptá-lo firmemente ao local receptor. Um espaço entre o enxerto e o tecido subjacente (espaço morto) prejudica a vascularização e compromete o enxerto.

c) Suturar o enxerto nas bordas laterais e no periósteo para o fixar em posição. Antes da sutura estar concluída, elevar a porção não suturada e limpar a cama receptora por baixo dela com um aspirador para remover coágulos ou fragmentos de tecido soltos. Pressionar o enxerto de novo para a posição e completar as suturas. O enxerto deve ser imobilizado. Qualquer movimento interfere com a cura. Evitar tensão excessiva, que pode distorcer o enxerto a partir da superfície subjacente.

Passo 4: Proteger o Sítio doador:

Cobrir o local doador com um pacote periodontal durante 1 semana, e repetir se necessário. A retenção do pacote no local doador pode ser um problema. Se não houver espaços interdentários abertos, a embalagem pode ser coberta por um stent de plástico ligado aos dentes. Um retentor Hawley modificado é útil para cobrir a mochila no palato e sobre cristas desdentadas.

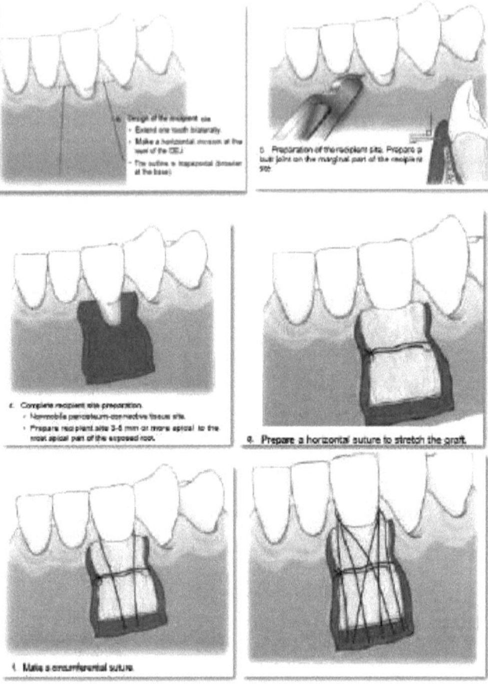

Fig. 9 Enxerto gengival livre [57]

TÉCNICAS VARIANTES: As variantes da técnica clássica incluem a técnica do acordeão, a técnica da tira, e a combinação de ambas. Todas são modificações dos enxertos livres: [65]

a) A **técnica do acordeão,** descrita por Rateitschak et al., atinge a expansão do enxerto através de incisões alternadas em lados opostos do enxerto.

b) A **técnica da tira,** desenvolvida por Han et al., consiste na obtenção de duas ou três tiras de tecido doador gengival com cerca de 3 a 5 mm de largura e comprimento suficiente para cobrir todo o comprimento do local receptor. Estas tiras são colocadas lado a lado para formar uma

c) Tecido doador e suturado no local receptor. A área é então coberta com folha de alumínio e pacote cirúrgico. As vantagens desta técnica são a rápida cicatrização do local doador. A migração epitelial das extremidades fechadas da ferida (3-5 mm) permite a rápida epitelização da ferida aberta. O local doador normalmente não requer sutura e cicatriza sem problemas em 1 semana.

d) Em alguns casos, uma **técnica combinada** pode ser executada da seguinte forma: Retirar uma tira de tecido do palato com cerca de 3 a 4 mm de espessura, colocá-la entre dois depressores de língua molhados, e dividi-la longitudinalmente com uma lâmina afiada #15.

Ambos serão utilizados como enxertos livres. A porção superficial consiste em epitélio e tecido conjuntivo, e a porção mais profunda consiste apenas em tecido conjuntivo. Estes tecidos dadores são colocados no local receptor como na técnica da tira. A ferida mínima do local doador através da obtenção de dois tecidos doador a partir de um local é a vantagem desta técnica.

2) Auto-enxertos de tecido conjuntivo [58]

A técnica do auto-enxerto de tecido conjuntivo foi originalmente descrita pela Edelz" e baseia-se no facto de o tecido conjuntivo transportar a mensagem genética para que o epitélio sobrejacente se torne queratinizado. Portanto, apenas o tecido conjuntivo de uma zona queratinizada pode ser utilizado como enxerto.

Vantagens:

1. Elevada previsibilidade.
2. O enxerto recebe abundante fornecimento de sangue tanto do interior da aba como do tecido conjuntivo periosteum.
3. Ferida fechada no local doador palatal após a colheita do enxerto de tecido conjuntivo. Portanto, a hemostasia é fácil e a cura é rápida. Há também menos desconforto e dor durante a cicatrização.
4. O enxerto ajusta-se ao tecido circundante no local receptor, portanto, os resultados são esteticamente agradáveis.
5. Aplicável para a recessão gengival em múltiplos dentes.

Desvantagens:

1. Tecnicamente exigente
2. Em comparação com o enxerto gengival autógeno livre, a epithelização demora mais tempo.

Indicações:

1. Compromisso estético
2. Hipersensibilidade dentinal
3. Recessão gengival
4. Lesões não cariocas em raízes expostas
5. Recessão gengival com uma mínima ou nenhuma queratinização gengival
6. Recessão gengival sobre dentes que requerem movimento ortodôntico numa direcção desfavorável

Contra-indicações:

1. Cirurgia de contra-indicação médica (tais como diabetes descontrolada, condições imunocomprometidas ou distúrbios hemorrágicos)

2. Pacientes com doença periodontal activa
3. Higiene oral deficiente e não conformidade
4. Fumadores pesados
5. Falta de espessura disponível do tecido doador

Causas de Falha dos Enxertos de Tecido Conjuntivo

1. Altura insuficiente do osso interdental e tecido mole.
2. Incisão horizontal colocada apicalmente ao CEJ.
3. Reflexão de toda a papila interdental.
4. Penetração da aba.
5. Aplainamento radicular inadequado.
6. Fornecimento insuficiente de sangue dos tecidos circundantes devido a uma preparação inadequada do local receptor.
7. Enxerto de tecido conjuntivo demasiado pequeno.
8. Enxerto de tecido conjuntivo demasiado espesso.
9. Enxerto de tecido conjuntivo inadequado para cobertura radicular e colocação coronal.
10. Insuficiente migração coronal da aba que cobre o enxerto.

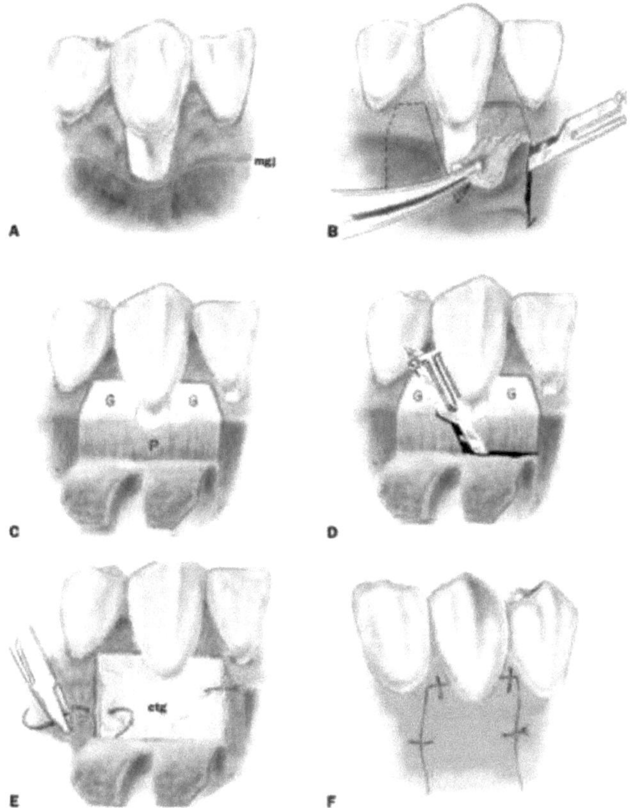

Fig. 10 A: Antes do tratamento. B. Aba de pedículo de espessura parcial reflectida por dissecação acentuada. C. A aba do pedículo com espessura parcial é reflectida. D. A borda apical da aba do pedículo é libertada para permitir o reposicionamento coronal. E. Enxerto de tecido conjuntivo posicionado e suturado com epitélio posicionado sobre o esmalte. F. A aba coronária posicionada e suturada. [56]

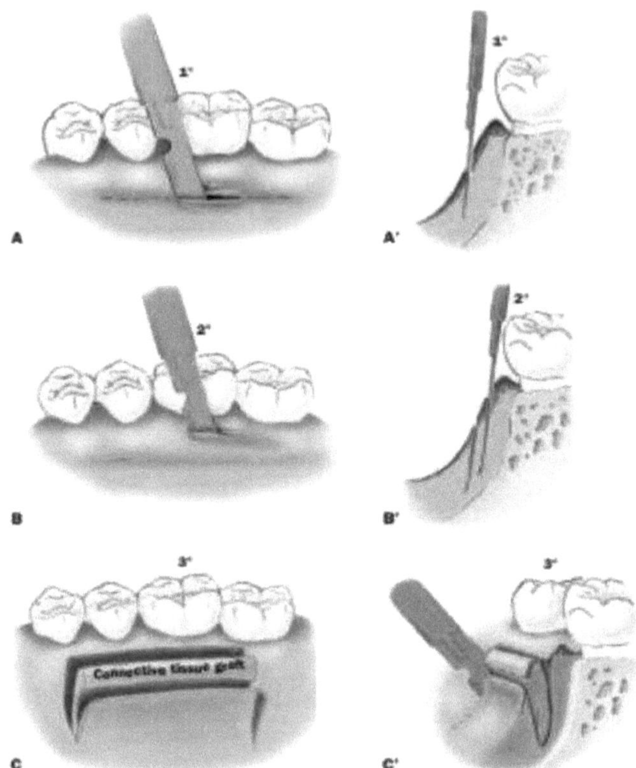

Fig. 11 local doador (vistas palatinas e transversais). A e A': Incisão horizontal primária de espessura parcial iniciada 5 a 7 mm a partir da margem gengival livre. B e B': Incisão horizontal secundária feita a 2 a 3 mm da margem gengival. As incisões são dirigidas apicalmente para fornecer um enxerto de tecido conjuntivo de 1,5 a 2 mm de espessura e um comprimento suficiente para cobrir a superfície da raiz exposta a ser coberta. C e C': As incisões verticais opcionais são feitas nas extremidades terminais do enxerto. [56]

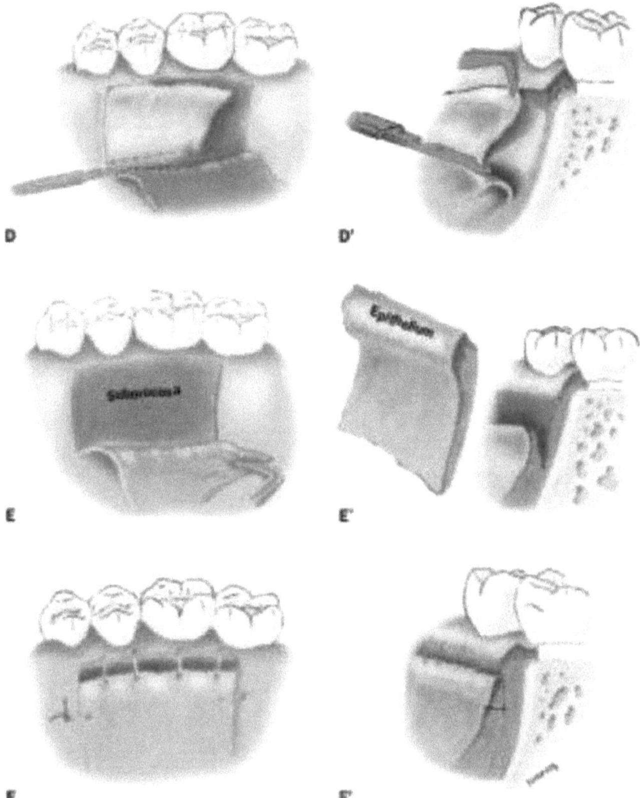

Fig. 12 D e D': A aba primária é reflectida. Com o enxerto mantido numa pinça de tecido, é libertado apicalmente com uma incisão horizontal afiada. E e E': O enxerto subepitelial é removido e a submucosa subjacente é exposta. F e F': A aba primária suturada com cobertura quase completa obtida. A sutura pode ser interrompida, contínua, ou [56] suspensória.

O enxerto de tecido conjuntivo subepitelial combina o enxerto de pedículo e o enxerto de tecido conjuntivo livre. Actualmente, o SCTG é considerado o padrão de ouro para cirurgias de correcção e aumento de tecido mole.

Benefícios do enxerto de tecido conjuntivo subepitelial (SCTG):

O enxerto tem um duplo fornecimento de sangue.

- O SCTG proporciona uma melhor correspondência de cores e topografia de superfície e, consequentemente, uma melhor integração estética.
- O local doador cura com intenção primária, resultando em menos cicatrizes.
- O SCTG tem uma maior previsibilidade.
- O procedimento causa um desconforto mínimo ao paciente, e o local cicatriza rapidamente.

- O SCTG é rápido, fácil de utilizar, e fácil de utilizar em várias situações.

Indicações:

1. Tratamento da recessão dos tecidos moles nos dentes e implantes
2. Aumento da largura da gengiva queratinizada
3. Aumento da crista utilizando tecido mole
4. Preservação da crista com implante e procedimento de prótese parcial fixa
5. Aumento da espessura gengival após ou antes da terapia ortodôntica
6. Aumento da espessura gengival após ou antes da terapia restaurativa
7. Reconstrução de tecido mole e cobertura de defeitos maxilares
8. Reconstrução cirúrgica da papila interdentária
9. Gestão de tecidos peri-implantares
10. Encerramento de defeitos após apicoectomia
11. Enxerto intra-ósseo subperiosteal de tecido conjuntivo para redução de bolsas e gestão de furcações como procedimentos combinados
12. Correcção da pigmentação gengival localizada
13. Mascaramento de raízes descoloridas ou componentes de implantes visíveis.

Contra-indicações:

1. A colheita é contra-indicada na presença de uma abóbada palatina estreita, tecido palatino fino, ou exostose óssea.
2. A produção de um enxerto de tamanho adequado nem sempre é possível.
3. A morbilidade do paciente é aumentada devido à existência de um segundo sítio cirúrgico.

Causas de falha do enxerto de tecido conjuntivo subepitelial ou falha em fornecer cobertura radicular:

1. Altura insuficiente do osso interdental
2. Reflexão de toda a papila interdental
3. Incisão horizontal colocada apicalmente à junção cemento-esmalte
4. Penetração da aba
5. Enxerto demasiado grosso ou demasiado fino
6. Tensão no enxerto
7. Controlo ineficaz do biofilme pós-cirúrgico durante a cura
8. Altura e espessura inadequadas do tecido queratinizado.

Vantagens:

1. A largura da gengiva ligada é aumentada e a raiz coberta simultaneamente. Este método é o enxerto de tecido mole mais previsível.

2. O fornecimento de sangue está disponível tanto da aba como do local receptor para o enxerto.

3. É possível adquirir e aumentar a largura da gengiva ligada em múltiplos dentes.

4. Como há pouca exposição no local donar após a colheita do enxerto e de uma ferida fechada, há uma cura rápida e menos desconforto no pós-operatório.

5. Os resultados harmoniosos são alcançados em cor e estética nos tecidos circundantes e gengivais anexos.

Desvantagens:

1. Sensível à técnica
2. A epitelização demora mais tempo em comparação com o enxerto gengival autógeno livre.

Autor (ano)	Técnica de colheita
Edel (1974)	Técnica de alçapão de porta. A porção palatal oposta aos molares é seleccionada para a colheita do enxerto. É feita uma incisão primária ao longo do longo eixo dos dentes, perto da margem gengival. Um total de 1 horizontal e 2 verticais
Autor (ano)	Técnica de colheita
Edel (1974)	As incisões são feitas, a aba é levantada, e o enxerto é colhido. A superfície inferior de uma região desdentada pode também ser utilizada para a colheita do enxerto. Consegue-se o encerramento completo da ferida
Langer & Calagna (1980)	Se o periodonto for normal, é feita uma incisão horizontal do bisel no palato apical de 1 mm até à margem gengival livre dos dentes posteriores. Segue-se uma incisão vertical em ambas as extremidades, e o enxerto é colhido do lado palatino
Langer & Langer (1985)	Um desenho rectangular, com 2 incisões horizontais e 2 verticais, resulta num SCTG com um colar epitelial de 1,5-2,0 mm de largura
Raetzke (1985)	Esta técnica não utiliza incisões verticais mas sim 2 incisões convergentes horizontais em forma de lua crescente que se intersectam no interior do palato, apenas tímidas, produzindo uma cunha de SCTG com um colar epitelial
Harris (1992)	Técnica de faca de enxerto/Harris de lâmina dupla. Nesta modificação da técnica original de alçapão, uma faca de enxerto é utilizada para elevar uma aba com espessura dividida, que é ligada ao palato distalmente. A faca é então puxada mesialmente sob a aba do alçapão, começando pela extremidade

	distal do tecido conjuntivo, para elevar um SCTG. A técnica pode ser simplificada utilizando uma faca de enxerto de lâmina dupla Harris, um instrumento com duas lâminas montadas a 1,5 mm de distância.
Hurzeler & Weng (1999)	Técnica de incisão única. Uma única incisão horizontal é feita no palato, a 2 mm da gengiva marginal. Inicialmente a lâmina é angulada a 90 graus, e depois é angulada a 135 graus para minar a aba. O SCTG é removido fazendo a incisão até ao osso em todos os lados do SCTG.
	Esta abordagem tem várias vantagens: Evitar-se-á o deslize do epitélio devido a uma relação desfavorável entre a base da aba e o comprimento do pedículo, a cura pós-operatória é melhor, e a morbilidade do paciente é diminuída.
Bruno (1994)	Técnica de dupla incisão. A primeira incisão é feita perpendicularmente ao longo eixo dos dentes, cerca de 2-3 mm apicalmente à margem gengival dos dentes maxilares, caindo apenas abaixo do osso. A segunda incisão é feita paralelamente ao longo eixo dos dentes, mas 1-2 mm apicalmente à primeira incisão. Um pequeno elevador periosteal é utilizado para levantar um SCTG periosteal de plena espessura.
Lorenzana & Allen (2000)	Este método é semelhante à técnica descrita por Hurzeler & Weng, excepto que as incisões verticais (mesial e distal) e mediais não são feitas para aliviar o enxerto.6 Em vez disso, é necessária uma manipulação cuidadosa do enxerto com um alicate de sutura de milho ou outra pinça de tecido delicado. Deve ter-se o cuidado de evitar a compressão ou o rasgamento do enxerto.
Del Pizzo et al (2002)	Uma única incisão de acesso é estendida até à perpendicular do osso à superfície do tecido palatino. Através desta incisão, é feita uma dissecção de espessura dividida paralelamente ao longo eixo dos dentes para dissecar o enxerto a partir do osso subjacente e dos tecidos superficiais. Não é feita uma dissecção romba com elevador periosteal, deixando o perióstec na superfície do osso. Esta abordagem ajuda na formação de tecido de granulação na ferida e acelera a reparação do local

	doador palatino.
Bosco & Bosco (2007)	Uma aba de espessura dividida é levantada das bordas de uma incisão de 1,5 mm, mantendo o periósteo intacto. Um enxerto espesso, constituído pelo epitélio e tecido conjuntivo, é
	colhido. O enxerto é colocado sobre um pano estéril e bissectado. Um dos enxertos resultantes consiste em epitélio com tecido conjuntivo, enquanto que o outro consiste apenas em tecido conjuntivo. O enxerto epitelial é reposicionado no local doador como um enxerto gengival livre e é colocado um penso periodontal, com ou sem suturas de compressão.
Ribeiro et al (2008)	É utilizada uma técnica de incisão única para colher o SCTG com a espessura máxima, de modo a que possa ser dividido em secções transversais. No entanto, o enxerto não está completamente dividido em 2 partes; por conseguinte, tem quase o dobro do comprimento do enxerto original e tem uma espessura de aproximadamente 1,5 mm.
McLeod et al (2009)	Um cinzel cirúrgico periodontal de acção dorsal afiada é utilizado para aprofundar o local doador palatal desde o aspecto mesial do canino até ao aspecto distal do primeiro molar. Após a deepithelialização, o SCTG é colhido com uma lâmina cirúrgica da forma utilizada para colher um enxerto gengival livre convencional.

Técnicas de colheita de um enxerto de tecido conjuntivo subepitelial (SCTG) a partir da tuberosidade:-

Autor (ano)	Técnica de colheita
Hirsch et al (2001)	O SCTG é colhido na região da tuberosidade como um procedimento combinado de redução de bolsas e cobertura estética das raízes. Quando as 2 abordagens são combinadas desta forma, elimina a necessidade de um segundo local cirúrgico.
Jung et al (2008)	Os autores defendem a utilização de um SCTG da área da tuberosidade, obtido por gingivectomia. Esta técnica resulta em menos complicações, hemostasia rápida, e contracção mínima do tecido do enxerto.
Zuhr & Hurzeler (2012)	Duas incisões convergentes são feitas o mais distal possível para o último molar, enquanto permanecem dentro da mucosa

	mastigatória. As incisões são perpendiculares à superfície do tecido e de 1,0-1,5 mm de profundidade. Depois é feita uma incisão de espessura parcial bucal e palatina, até à superfície mesial do último molar, a fim de produzir uma aba de parcialidade uniforme. É feita uma incisão supraperiosteal, e um SCTG em forma de cunha é removido por dissecção afiada.

Potenciais complicações do enxerto de tecido conjuntivo subepitelial:- [77]

Complicações do site doador: (Petrungaro P 2002)

1. Necrose do enxerto e local palatino
2. Dor e hemorragia excessiva
3. Desconforto prolongado
4. Maiores probabilidades de infecção no local doador
5. Em casos raros, perda de sensibilidade no paladar.

Complicações do site receptor:-

1. Inchaço pós-cirúrgico e equimose
2. Reabsorção radicular externa
3. Quistos gengivais
4. Abcesso gengival de tecido mole
5. Exostose
6. Perda do enxerto
7. Descarga de células epiteliais
8. Reacção ao material de sutura
9. Defeitos gengivais de beco sem saída
10. Suturar sob tensão, afectando assim a microcirculação.

4) Procedimentos de enxerto de tecido mole de pedículo: [57]

O pedículo (posicionado lateralmente ou coronalmente) ou as abas papilares (simples ou duplas) quando combinadas com o enxerto de tecido conjuntivo servem de base à cirurgia periodontal estética contemporânea (cobertura radicular, aumento da crista, prótese e estética de implantes). É por esta razão que as competências técnicas para estes procedimentos básicos devem ser dominadas.

4- Flaps de Pedículo de Posição Lateral:

Em 1956, Grupe e Warren desenvolveram um procedimento original e único chamado operação de retalho deslizante para cobrir uma raiz isolada exposta. Para evitar a recessão do local doador, Grupe (1966) modificou-o para uma incisão submarginal no local doador. Goldman e Smukler (1978) adicionaram a aba periosteicamente estimulada e uma aba parcialmente rodada em 1983, o que permitiu uma aba de espessura total para cobrir a superfície da raiz desnudada e uma aba de espessura parcial para cobrir o osso exposto.

Indicações:

1. Existe tecido suficiente adjacente à área de recessão.
2. Cobertura limitada a um ou mais dentes.
3. Adequado para a recessão com largura mesiodistal mais estreita.

Contra-indicações:-

1. Presença de bolsas interproximais profundas
2. Destaques radiculares excessivos
3. Abrasão profunda ou extensa da raiz ou erosão
4. Perda significativa da altura óssea interproximal

Vantagens:-

1. Um sítio cirúrgico
2. Boa vascularidade da aba do pedículo
3. Capacidade de cobrir uma superfície radicular desnudada

Desvantagens:-

1. Limitada pela quantidade de gengiva anexa queratinizada adjacente
2. Possibilidade de recessão no local doador
3. Desdeiscência ou fenestrações no local doador
4. Limitado a um ou dois dentes com recessão

Falha da tampa do pedículo:-

1. Estabilização inadequada devido à tensão.
2. A aba do pedículo é demasiado estreita. Osso exposto, resultando em deiscência ou formação de fenestração.
3. Movimento excessivo por causa da fraca estabilização.

Procedimento:-

Preparação do Site Destinatário:-

a) O primeiro passo antes do início da cirurgia é o aplainamento da raiz para remover o cimento amolecido e para reduzir ou eliminar a convexidade proeminente da raiz. O ácido cítrico (pH 1,0), tetraciclina ou EDTA (pH 7,0) é brunido com uma penhora de algodão humedecido durante 3 a 5 minutos se for tentada a cobertura radicular.

b) Uma lâmina de bisturi nº 15 é utilizada para fazer uma incisão em V sobre a raiz desnudada, removendo o epitélio adjacente e o tecido conjuntivo. A incisão em forma de V é biselada no lado oposto da área doadora, permitindo a sobreposição e o aumento da vascularização do tecido doador nesta área. Finalmente, todos os restos de tecido são removidos da área antes de a raiz ser planeada.

Preparação do Site do Doador:-

a) A aba do doador deve ter pelo menos 11/2 vezes o tamanho da área receptora a cobrir e 3 a 4 vezes mais do que a sua largura.

b) A aba de espessura parcial é iniciada com uma incisão com vieiras, biselada invertida na crista gengival usando um não. 15 lâmina de bisturi. A incisão estende-se desde a incisão em V até à incisão vertical.

c) A incisão horizontal é interrompida na junção mucogingival. Todas as papilas interproximais são parcialmente dissecadas, afinadas, e mantidas.

d) A lâmina de bisturi é inserida na incisão vertical apical à linha mucogingival. A lâmina é movida no sentido coronal à medida que se coloca tensão na aba com um alicate de tecido, permitindo uma fácil separação. A aba é dissecada de forma acentuada, assegurando a preservação cuidadosa de todas as papilas interproximais.

Preparação da Aba do Pedículo:-

A aba é levantada e reflectida para a frente. Uma lâmina de bisturi nº 15 é utilizada para libertar e alisar ainda mais o lado subjacente das fibras musculares residuais e do tecido conjuntivo. A aba deve estar suficientemente livre para permitir o movimento para o local receptor, sem tensão.

Se uma aba de pedículo de espessura total fosse levantada usando dissecção romba, a aba ainda teria de ser libertada do seu lado subjacente. Ao tentar posicionar a aba do pedículo sobre o local receptor, se for encontrada tensão, será necessário um corte ou uma incisão de libertação para dissipar a tensão. A aba do pedículo é posicionada coronalmente 1 a 2 mm sobre o esmalte do dente receptor ou até à altura máxima que o tecido interproximal permitirá. Todas as suturas são interrompidas, excepto uma sutura de funda, que é utilizada para puxar as papilas interproximalmente e segurar o tecido firmemente contra o pescoço do dente.

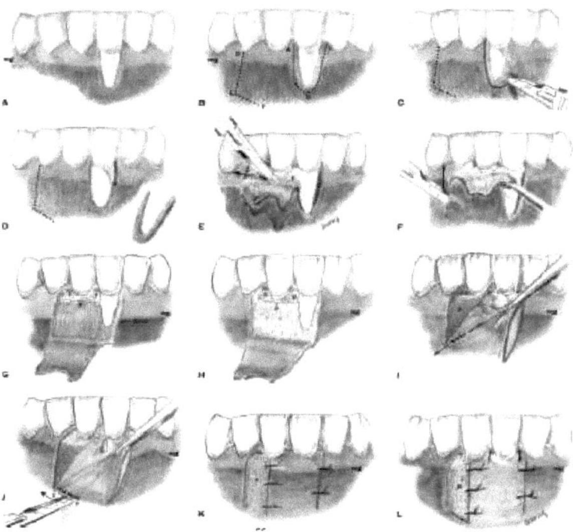

Fig. 13 Aba de pedículo posicionada lateralmente. [56]

A. Visão pré-operatória de uma raiz exposta como resultado da recessão e falta de gengiva anexa. **B. As** incisões básicas são delineadas. **C.** É feita uma incisão em forma de V sobre a raiz exposta. **D.** A incisão em forma de V é removida. Note-se que a incisão biselada no lado oposto do doador é para permitir a sobreposição da aba. **E.** Início da porção coronal da aba do pedículo. **F. A** dissecação final do pedículo é no sentido apico-oclusal.

G. A aba do pedículo é solta e reflectida, expondo o periósteo subjacente (P).

H. Se fosse levantada uma aba de pedículo de plena espessura, o osso subjacente (B) teria sido exposto. **I.** A tensão é colocada sobre o pedículo quando se tenta posicionar. **J.** A incisão do dorso ou de libertação é agora feita (E-F). **K.** O pedículo de espessura parcial é suturado com o osso de cobertura do periósteo. **L.** Exemplo da aba do pedículo de espessura total com exposição óssea.

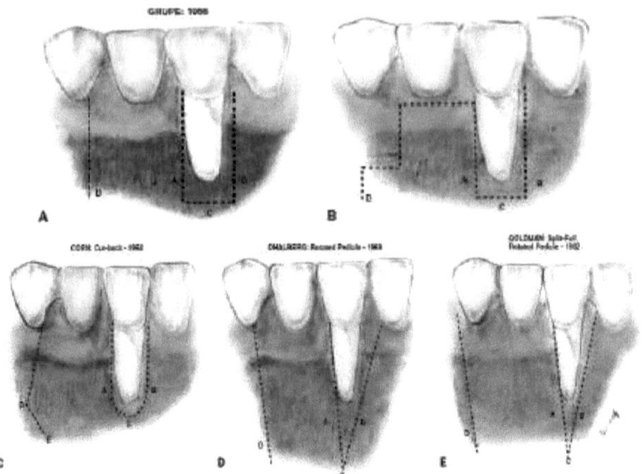

Fig. 14 A: Desenho original da Grupe. B: Colocação de incisão submarginal para evitar a recessão no local doador. C: Cortar ou soltar incisão para libertação de tensão.
D: Aba de pedículo rodada permitindo a colocação sem a necessidade de uma incisão de corte.
E: Utilização de mais do que um dente para permitir a colocação periosteal sobre a raiz exposta com exposição óssea (estimulada ou não estimulada). [56]

4- Enxerto de tecido conjuntivo pediculado:-

O enxerto de tecido conjuntivo pediculado é um enxerto de tecido conjuntivo subepitelial vascularizado concebido para o aumento de cristas estéticas antes, durante ou após a colocação do implante. Ajudará a prevenir a exposição prematura da membrana e fornecerá tecido vascularizado adicional suficiente para o aumento vertical e vestibular da crista. Este procedimento envolve a rotação passiva de um retalho de tecido conjuntivo interposicional-periosteal retido (Sclar, 2003) sobre a área edêntula na superfície vestibular. [57]

Vantagens (Sclar, 2003)

1. Mantém um fornecimento vascular intacto
2. Permite grandes volumes de aumento de tecido mole
3. Excelentes resultados estéticos
4. Contracção pós-cirúrgica mínima
5. Fecho de ferida primária
6. Morbidez reduzida
7. Maturação aperfeiçoada do enxerto ósseo
8. Desenvolvimento de site de implantes previsíveis

Requisitos:-

1. Largura mínima do pedículo de 10 mm
2. Extensão bucal mínima de 4 mm para além da crista da crista
3. Altura vertical palatino adequada
4. Espessura palatal adequada (> 4-5 mm)

Procedimento:-

Sítio receptor

1. Uma bolsa labial de espessura parcial ou dividida é criada usando uma lâmina de bisturi de 15C.
2. As incisões são iniciadas no aspecto palatal do cume e estendidas bucalmente.
3. Se for necessário um maior acesso, podem ser utilizadas incisões verticais. A colocação das incisões verticais será regida pelos requisitos estéticos. As incisões da aba devem evitar o envolvimento da papila interproximal.

Site doador:-

Este procedimento é semelhante ao do enxerto de tecido conjuntivo subepitelial. A incisão inicial é iniciada 2 a 3 mm abaixo e paralela à margem gengival livre no palato. É geralmente iniciada distalmente ao segundo bicúspide, onde o tecido palatino mais espesso começa e é prolongado para a frente.

1. Uma incisão horizontal perpendicular completa é feita com uma lâmina de bisturi de 15 C até ao osso.
2. A incisão horizontal de plena espessura é iniciada na extremidade distal e levada inicialmente para a zona cúspide.
3. Uma incisão de desbaste vertical de espessura dividida é agora iniciada com uma nova lâmina de 15C distalmente e é transportada para a extensão mesial da área edêntula. A extensão mais apical da incisão de desbaste deve ir suficientemente alto palaticamente para assegurar uma largura adequada do pedículo. Pequenas incisões verticais podem ser feitas na aba primária, se for necessário um maior acesso.
4. Uma incisão vertical é agora feita na extremidade distal do enxerto de tecido conjuntivo, o mais apicalmente possível.
5. Uma incisão apical horizontal de libertação periosteal é iniciada distalmente e continua até ao aspecto mesial da crista, onde é minada. Uma largura mínima de 8 a 10 mm é recomendada para o enxerto de tecido conjuntivo.
6. Um elevador Prichard é cuidadosamente utilizado anterior e posteriormente para levantar um enxerto de tecido conjuntivo de plena espessura.
7. Uma vez minado, uma pinça de tecido é utilizada para segurar, estabilizar e esticar o enxerto enquanto a extensão mais apical do pedículo é libertada por dissecação afiada.

8. Anteropalatalmente, a base do pedículo é minada e o pedículo é verificado quanto à liberdade de movimento e colocação. Isto aumenta a elasticidade do enxerto para rotação passiva, o que pode reduzir a necessidade de incisões adicionais. Deve ter-se cuidado com o canal incisal e os seus vasos (Sclar, 2004).

9. A rotação do pedículo é novamente verificada. Se for necessária uma libertação adicional, esta deve ser feita no ponto de rotação ou pivot.

10. O enxerto do pedículo é agora rodado e posicionado sobre a área edêntula e sobre a superfície bucal.

11. A aba bucal é verificada quanto à liberdade de movimento. Se necessário, é efectuada uma incisão apical de libertação para reduzir a tensão e facilitar o fecho primário.

12. Sutura

a. Procedimento de bolsa: Se foi criada uma bolsa bucalmente, o enxerto de tecido conjuntivo é agora posicionado na bolsa usando uma sutura de colchão horizontal através da base da bolsa.

b. Aba bucal: Se foi utilizada uma aba de espessura total com incisões verticais, o pedículo deve ser cuidadosamente estabilizado apicalmente ao periósteo com incisões horizontais

c. As suturas dos colchões são utilizadas por via bucal após a aba primária da bucha ter sido posicionada e estabilizada.

d. Palatalmente; a aba palatina primária é fechada com suturas suspensas do colchão horizontal sobre os dentes.

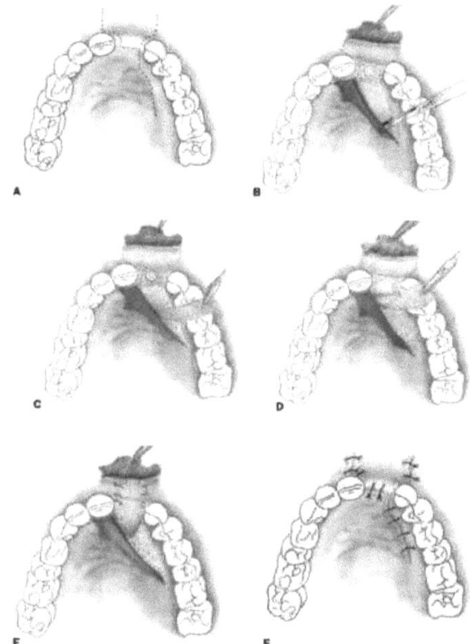

Fig. 15 Enxerto de tecido conjuntivo pediculado (PCTG).

A= Antes; visão oclusal com incisões delineadas. B= Aba palatina de espessura parcial e bolsa ou aba bucal são reflectidas. C= O enxerto de tecido conjuntivo é iniciado distalmente e transportado para a frente. D= O enxerto é minado e estendido para a área edêntula. E= O PCTG é rodado ou dobrado sobre a superfície vestibular e suturado. F= As abas são fechadas sobre os locais de enxerto e doador. [57]

4- Flaps de Posição Lateral Dupla-Papilae:

Este procedimento, primeiro descrito por Wainberg como a aba dupla lateral reposicionada, foi refinado por Cohen e Ross (1968) como a aba dupla de baunilhae. Foi concebido para alcançar uma zona adequada de gengiva queratinizada e/ou cobertura de uma superfície radicular desnudada através da união de duas papilas interdentais. [57]

Indicações:-

1. Quando as papilas interproximais adjacentes ao problema da mucogingival são suficientemente largas.
2. Quando a gengiva queratinizada anexada sobre um dente aproximado é insuficiente para permitir uma aba lateralmente posicionada.
3. Quando as bolsas periodontais não estão presentes.

Vantagens:-

1. O risco de perda de osso alveolar é minimizado porque o osso interdental é mais resistente à perda do que o osso radicular.

2. As papilas fornecem normalmente uma maior largura de gengiva ligada do que a que pode ser obtida a partir da superfície radicular de um dente.

3. A previsibilidade clínica deste procedimento é bastante boa.

Desvantagens:-

1. A principal desvantagem deste procedimento é ter de unir duas pequenas abas de tal forma que actuem como uma única aba.

2. Tecnicamente exigente.

Razões para o fracasso:-

1. Sem o fecho adequado da aba de dupla baínha, pode ocorrer a separação, com possível não união das abas componentes.

2. A utilização de retalho de espessura total em vez de retalho de espessura dividida pode levar a deiscência ou fenestração.

3. Largura inadequada da gengiva anexa.

4. Colocação inadequada da aba no leito periosteal.

5. Fixação inadequada das abas ao periósteo subjacente, o que levaria à deslocação da componente da aba.

Procedimento:-

a) As incisões de libertação lateral serão feitas nos ângulos da linha mesiofacial e distofacial dos dentes adjacentes.

b) Serão feitas incisões horizontais através da parte superior das papilas para permitir uma melhor colocação da aba.

c) Será feita uma incisão em forma de V para remover uma cunha de gengiva sobre a raiz.

d) O tecido é agarrado com um alicate de rabo de rato e suavemente levantado à medida que é separado do tecido subjacente por meio de um não. 15 bisturi. Deve ter-se o cuidado dc evitar levantar o periósteo do osso ou perfurar ou cortar acidentalmente a aba.

e) Para libertar completamente a aba, a lâmina de bisturi é inserida na base da incisão de libertação lateral e movida no sentido apico-oclusal até as abas serem levantadas do periósteo (o periósteo sobrevoando o coronal ósseo até à junção mucogingival)

f) Uma aba mucoperiosteal de espessura total é ocasionalmente utilizada como uma modificação pela qual o osso subjacente é exposto

g) O tecido é agora agarrado com um alicate de tecido de Milho, e a agulha de sutura é passada através da superfície exterior da primeira papila e através da superfície inferior da segunda papila. Deve ser tomado especial cuidado para garantir que não haja separação das abas. A remoção do epitélio exterior de uma aba, permitindo que as duas papilas se sobreponham ao contacto nas suas superfícies de tecido conjuntivo, pode ser utilizada para evitar a separação.

h) A fixação completa das abas é conseguida tanto por suturas de funda como por suturas periosteais. A pressão digital é agora aplicada durante 5 minutos para ajudar a aderência inicial das abas ao periósteo subjacente e para prevenir a formação de um coágulo sanguíneo.

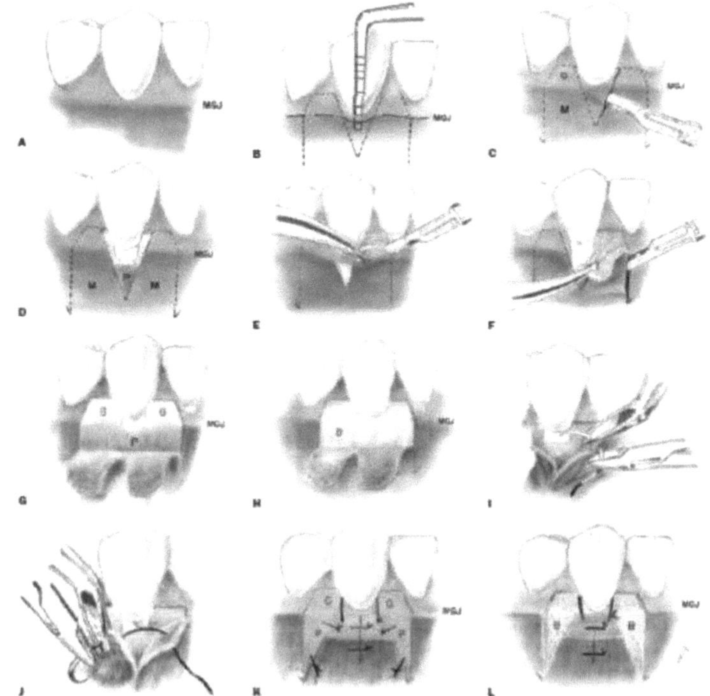

Fig. 16 A. Antes. B. Incisões delineadas e a sonda no local, mostrando o problema de mucogingival. C. Incisão em forma de V iniciada. D. Cunha em forma de "V" removida. P = periósteo. E. Abas papilares iniciadas com aspecto oclusal. F. Aba papilar completada com dissecação no sentido apico-oclusal. G. Aba papilar reflectida com periósteo (P e G), à esquerda. H. Aba papilar de espessura total reflectida. I. Papila segurada com alicate de tecido de Milho quando a sutura é iniciada. J. Sutura inicial passada através da papila.
K. Aba dupla de papila suturada e estabilizada. L. Sutura final de uma aba de papila dupla de espessura total. [57]

5) Procedimentos de aba rotativa: [78]

Foi introduzido por Grupe e Warren (1956). Esta técnica, que foi chamada operação de retalho deslizante lateral, envolvia o reflexo de um retalho de espessura total numa área doadora adjacente ao defeito e o subsequente deslocamento lateral deste retalho para cobrir a superfície da raiz exposta. Grupe (1966) sugeriu que o tecido mole marginal não deveria ser incluído na aba. Staffileno (1964) e Pfeifer e Heller (1971) defenderam a utilização de uma aba de espessura dividida para minimizar o risco potencial de desenvolvimento de deiscência no dente doador.

Procedimento:-

Preparação do local receptor:

- Uma incisão em bisel invertido é feita ao longo de toda a margem do tecido mole do defeito.
- Após a remoção do epitélio da bolsa dissecada, a superfície da raiz exposta é completamente curada.
- É realizada uma incisão superficial que se estende desde a margem gengival até um nível apical de aproximadamente 3 mm até ao defeito.
- Uma outra incisão superficial é colocada horizontalmente a partir desta incisão até à borda oposta da ferida. O epitélio juntamente com a porção externa do tecido conjuntivo dentro da área delimitada por estas incisões e as extremidades da ferida é removida por dissecção afiada.
- Desta forma, é criado um leito receptor de 3 mm de largura num dos lados do defeito, bem como apical ao defeito.

Preparação da área doadora:

- É iniciada por uma incisão vertical superficial colocada paralelamente à borda da ferida da recessão e a uma distância que excede a largura do leito receptor e a superfície da raiz exposta em cerca de 3 mm.
- Esta incisão estende-se para além do nível apical do leito receptor e termina dentro da mucosa do revestimento com uma incisão de libertação oblíqua dirigida para o local da recessão. Uma incisão que liga a incisão vertical e a incisão feita anteriormente em torno da recessão é colocada aproximadamente 3 mm apical à margem gengival do local doador.

Preparação da aba rotativa:

- Uma aba com espessura dividida é então preparada por dissecção afiada dentro da área delineada por estas incisões, de modo a deixar uma camada de tecido conjuntivo cobrindo o osso na área doadora quando a aba é deslocada lateralmente sobre a superfície da raiz desnudada.
- A extensão das incisões de libertação é feita tão apicalmente que o retalho de tecido pode ser

colocado no leito receptor sem ser sujeito a forças de rasgamento.
- A aba de tecido preparada é rodada cerca de 45° quando suturada no leito receptor.
- A sutura da aba deve assegurar uma adaptação próxima do enxerto do pedículo ao

cama receptora subjacente.

- A pressão é aplicada contra a aba durante 2-3 minutos, a fim de assegurar uma boa adaptação.

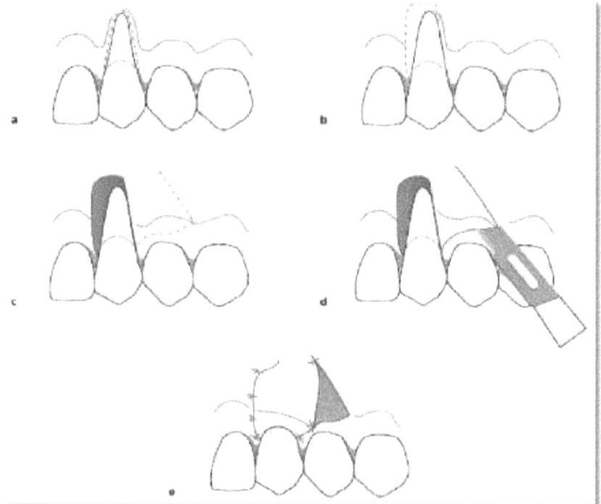

Fig. 17 a. É feita uma incisão reversa do bisel. b. Uma incisão superficial de 3 mm apical ao defeito. c. Incisão superficial horizontal seguida de incisão superficial vertical colocada. d. É preparada uma aba de espessura dividida. e. A aba de tecido preparada é rodada cerca de 45° quando suturada no leito receptor. [78]

6) Técnica de Tarnow: [57, 78]

A aba semilunar, uma modificação da aba coronalmente posicionada, foi originada por Tarnow (1986). Foi concebido principalmente para obter uma cobertura estética da raiz onde são necessários 2 a 3 mm de cobertura da raiz. Tem sucesso para os dentes maxilares, particularmente na cobertura da raiz deixada exposta pela margem gengival recuando a partir de uma margem da coroa recentemente colocada. Não é recomendado para os dentes mandibulares.

Vantagens:

- Não há tensão na aba após o seu reposicionamento coronário.
- Não há encurtamento do vestíbulo.
- As papilas mesiais e distais ao dente a ser tratado permanecem cosmeticamente inalteradas.
- Procedimento cirúrgico simples com tempo cirúrgico mínimo.
- Não são necessárias suturas devido à falta de tensão do tecido que está a ser posicionado coronalmente.
- Mínimo desconforto pós-operatório.

Indicações:

- Recessão gengival com profundidade mínima do sulco labial presente.
- Zona adequada de tecido queratinizado existente.
- Cobertura da recessão na zona estética.
- Onde o paciente tem uma linha labial suficientemente alta ao sorrir para mostrar as raízes desnudadas.

Desvantagens:

- Incapacidade de tratar grandes áreas de recessão gengival.
- A necessidade de um FGG se houver uma deiscência ou fenestração subjacente.
- A queratinização gengival espessa é necessária para uma espessura adequada da aba de espessura parcial apical à área de recessão gengival.

Procedimento:

Passo 1. É feita uma incisão semilunar seguindo a curvatura da margem gengival recuada e terminando a cerca de 2 a 3 mm da ponta das papilas. Esta localização é muito importante porque a aba deriva todo o seu fornecimento de sangue das áreas papilares. A incisão pode precisar de alcançar a mucosa alveolar se a gengiva anexa for estreita.

Passo 2. Efectuar uma dissecção de espessura dividida coronalmente a partir da incisão, e ligá-la a uma incisão intrasulcular.

Passo 3. O tecido irá colapsar coronalmente, cobrindo a raiz desnudada. É então mantido na sua nova posição durante alguns minutos com gaze húmida.

Passo 4. A área é embalada, e o paciente é colocado numa dieta suave durante 10 dias e é-lhe dito para escovar cuidadosamente

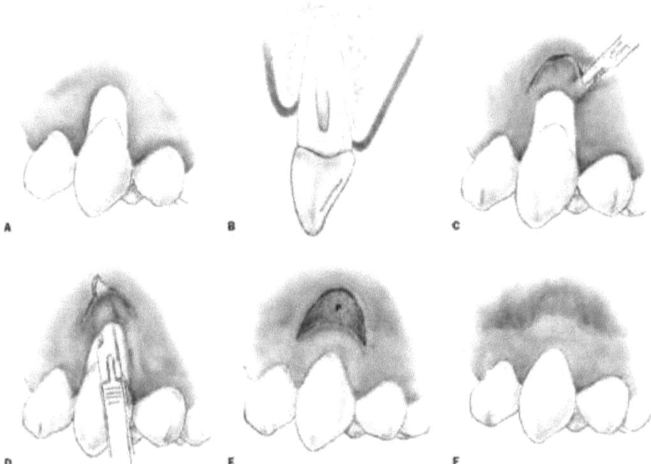

Fig. 18 A: Antes do tratamento. Incisões esboçadas buccalmente. B: Vista lateral mostrando

que a incisão é suficientemente prolongada apicalmente. C: Uma incisão semilunar é feita por dissecção afiada mas não até ao osso. D: A aba de espessura parcial é feita através do sulco. E: A aba semilunar é agora movida coronalmente. F: Estojo completo. [57]

7) Flap coronalmente avançado: [76]

Esta técnica tem tido vários graus de sucesso devido a quantidades mínimas de gengiva queratinizada. Allen e Miller (1989) utilizaram este procedimento e conseguiram alcançar 3,18 mm de cobertura das raízes (97,8%) de uma recessão marginal pouco profunda.

Indicações:

1. Cobertura estética das raízes expostas
2. Para a sensibilidade dentária devido à recessão gengival

Vantagens:

1. Tratamento de múltiplas áreas de exposição radicular
2. Não há necessidade de envolvimento de dentes adjacentes
3. Alto grau de sucesso
4. Mesmo que o procedimento não funcione, não aumenta o problema existente

Desvantagem:

A principal desvantagem é a necessidade de dois procedimentos cirúrgicos se a zona do gengival queratinizado for inadequada.

Procedimento:

1. Com o paciente sob anestesia, a raiz exposta é escamada e aplainada para remover o cimento amolecido e reduzir ou eliminar as convexidades radiculares proeminentes. O ácido cítrico (pH 1,0) é brunido com uma penhora de algodão humedecido durante 3 a 5 minutos.
2. Uma aba de espessura total está a utilizar duas incisões verticais paralelas para delinear a área cirúrgica.
3. Uma incisão com vieiras e biseladas invertidas é feita usando um não. 15 lâminas de bisturi para ligar as duas incisões verticais. A incisão com vieiras é feita na crista gengival facial, mas interproximamente, toma-se o cuidado de criar novas papilas que se ajustem às suas futuras localizações.
4. A parte restante das papilas será submetida a uma desnudação epitelial com pequenas tesouras oftálmicas ou cortadores de tecidos.
5. A aba é posicionada 1 mm coronal ao CEJ. Para facilitar o movimento coronal, a base da aba é minada e separada do periósteo com uma tesoura.
6. A aba é suturada coronalmente com uma sutura papilar do tipo funda à volta do pescoço do dente. Isto posiciona e estabiliza a aba coronalmente. As suturas interrompidas são utilizadas lateralmente.

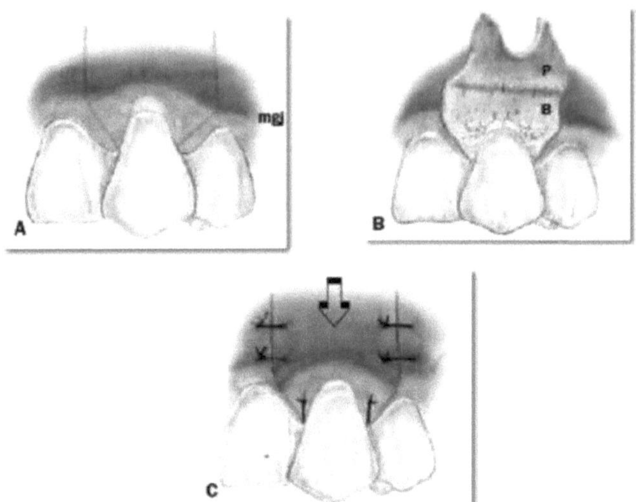

Fig. 18 A: Incisões delineadas pré-operativamente. B: Uma aba de espessura total é reflectida, expondo o osso subjacente (B). O epitélio que cobre a porção restante das papilas (P) é removido. C: A aba é suturada coronalmente para cobertura da raiz. [57]

9) Aba coronalmente avançada com enxerto de tecido conjuntivo: [75]

Procedimento:

- A aba é inteiramente elevada como uma aba de espessura dividida. As papilas interdentais devem ser desepitelizadas para permitir o máximo posicionamento coronal da aba de tecido sobre a superfície da raiz exposta no momento da sutura.
- Um enxerto subepitelial de tecido conjuntivo da mucosa mastigatória é colhido no aspecto palatino dos pré-molares superiores/primeiro molar (ou da almofada retromolar) através da utilização de uma abordagem de "porta armadilha".
- Antes das incisões serem colocadas, a espessura disponível da mucosa é estimada através da utilização da ponta da seringa.
- Uma incisão horizontal, perpendicular à superfície óssea subjacente, é feita aproximadamente 3 mm apical à margem do tecido mole.
- A extensão mesiodistal da incisão é determinada pelo tamanho do enxerto necessário, que é 6 mm mais longo do que a largura da deiscência medida ao nível do CEJ.
- Uma incisão de libertação vertical pode ser feita no final mesial da incisão primária. Uma incisão é então colocada a partir da linha da primeira incisão e orientada apicalmente para realizar uma incisão fendida da mucosa palatina.
- O enxerto é imediatamente transferido para o local receptor e posicionado a uma distância do CEJ igual à altura do tecido queratinizado originalmente presente apical ao

defeito da recessão.

- O enxerto é fixado em posição com duas suturas de colchão verticais duplas a tecido mole adjacente lateral à deiscência.
- Coloca-se uma sutura de asa de funda nas regiões de papila para posicionar a margem da aba avançada da cobertura cerca de 1 mm coronal ao CEJ. Suturas interrompidas são usadas para fechar a ferida ao longo das incisões verticais.

10) Técnica de bolsa e túnel: [76]

A técnica da bolsa e do túnel é também referida como a técnica coronalmente avançada do túnel.

Indicação:

A técnica é especialmente eficaz para a área maxilar anterior, na qual a profundidade vestibular é adequada e existe uma boa espessura gengival.

Vantagens:

- Espessamento da margem gengival após a cura.
- Minimizar as incisões e o reflexo das abas.
- Fornecer abundante fornecimento de sangue ao tecido doador.
- Excelente resultado estético.

O sucesso da técnica da bolsa e do túnel depende de vários factores:

1. O fornecimento de sangue ao tecido doador enxertado é abundante.
2. O tecido do doador enxertado é estável dentro da bolsa.
3. O tecido doador é protegido de traumas externos durante a cura,
4. A margem gengival é engrossada, o que cria um biótipo favorável para um possível reengate rastejante.

Azzi e colegas descreveram o procedimento cirúrgico:-

Passo 1. A preparação do paciente inclui instruções de controlo do biofilme e cuidadosa escalada e planificação radicular várias semanas antes do procedimento cirúrgico. O paciente é instruído a enxaguar durante 30 segundos com uma solução a 0,12% de gluconato de clorhexidina.

Passo 2. Após a anestesia adequada da região, é realizado o procedimento cirúrgico.

Passo 3. O material compósito é colocado (temporariamente) nos pontos de contacto para evitar o colapso das suturas suspensas nos espaços interproximais antes da cirurgia.

Passo 4. Aplainamento das superfícies radiculares expostas é realizado.

Passo 5. As incisões sulculares iniciais são feitas com as lâminas #15c e #12d. Lâminas pequenas, de contorno e minicuretas são utilizadas para criar as bolsas e túneis receptores.

Passo 6. No aspecto vestibular, é feita uma incisão intrasulcular à volta do pescoço dos dentes. A incisão é estendida a um dente adjacente, mesial e distalmente, usando uma lâmina #15c. O corte é dirigido para o osso para dissecar o tecido conjuntivo para além da linha mucogingival e libertar o retalho vestibular das suas inserções para o osso à volta de cada dente.

Passo 7. As fibras musculares e quaisquer fibras de colagénio restantes no aspecto interior da aba, que impedem a gengiva bucal de ser movida coronalmente, são incisadas.

Passo 8. As papilas são mantidas intactas e minadas para manter a sua integridade e cuidadosamente libertadas do osso subjacente, o que permite o posicionamento coronal das papilas.

Passo 9. É criado um envelope, uma bolsa de plena espessura e um túnel, que se estende apicalmente para além da linha mucogingival por dissecção romba para inserção do enxerto de tecido conjuntivo livre através da incisão intrasulcular.

Passo 10. O tamanho da bolsa, que inclui a área da superfície da raiz desnudada, é medido de modo a que um tecido conjuntivo doador de tamanho equivalente possa ser obtido a partir do palato.

Passo 11. É criado um local cirúrgico doador para obter um enxerto de tecido conjuntivo de tamanho e forma adequados para ser colocado no local receptor. O tecido conjuntivo do doador é contornado para caber no túnel e bolsa do receptor.

Passo 12. Uma sutura de colchão colocada numa extremidade do enxerto ajuda a guiar o enxerto através do sulco e por baixo de cada papila interdental. A borda do tecido é suavemente empurrada para dentro da bolsa e do túnel utilizando uma pinça de tecido e um instrumento de embalagem.

Passo 13. Uma sutura de colchão colocada numa das extremidades do enxerto ajuda a manter o enxerto em posição enquanto o tecido vestibular cobre o enxerto de tecido conjuntivo. Este enxerto de tecido conjuntivo é ancorado ao aspecto interior da aba vestibular na zona interdental da papila. Uma sutura de colchão vertical é utilizada para manter o tecido conjuntivo em posição por baixo da gengiva. O enxerto de tecido conjuntivo é completamente submerso sob a aba vestibular e as papilas.

Passo 14. Todo o complexo gengivopapilar (ou seja, gengiva bucal com o enxerto de tecido conjuntivo subjacente e papilas) é posicionado coronalmente usando uma sutura de colchão horizontal ancorada no bordo incisal da área de contacto. As áreas de contacto são estriadas pré-operativamente para fechar o contacto interdental, utilizando um material composto para evitar que a sutura deslize apicalmente interdentalmente.

Passo 15. Outras suturas de retenção podem ser colocadas através do tecido gengival sobrejacente e do tecido doador ao periósteo subjacente para fixar e estabilizar o tecido doador e a gengiva sobrejacente numa posição coronal.

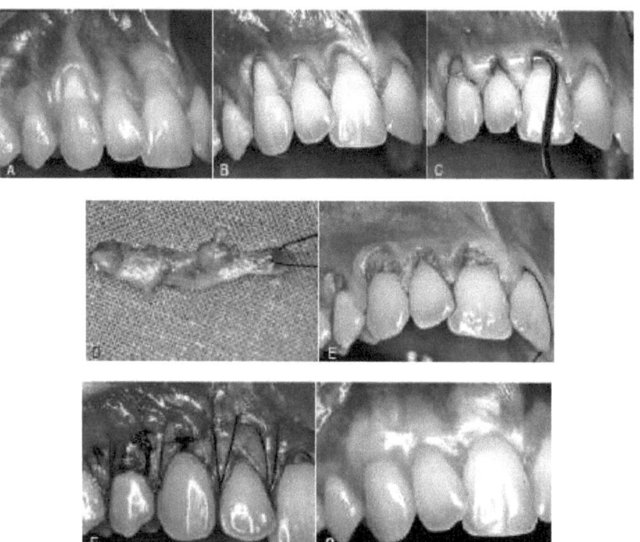

3) **Técnica de Buttonhole Technique:** [78] A técnica de botoeira combina os conceitos de "CTG subepitelial", "retalho coronalmente semilunar avançado" e "incisão de libertação vestibular" para cobertura radicular.

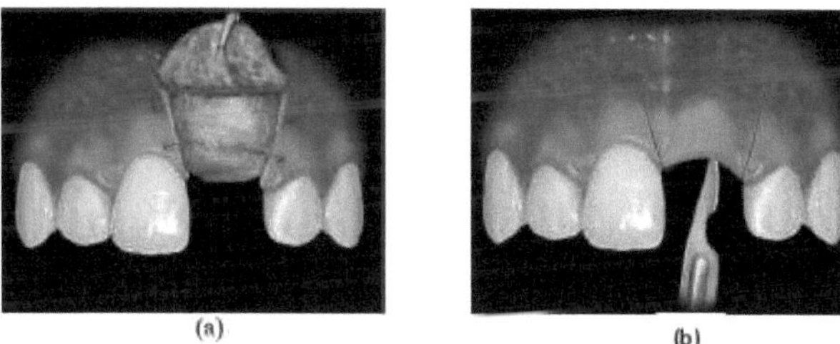

Fig. 19 (A) Vista pré-operatória, mostrando a recessão gengival. (B) Uma incisão sulcular é feita a partir dos ângulos mesiais para os ângulos da linha facial. (C) Um túnel é feito através da papila utilizando uma incisão romba. (D) Um enxerto de tecido conjuntivo é retirado do palato. (E) O tecido conjuntivo é colocado através do túnel papilar e apicalmente por baixo da bolsa. (F) A margem gengival facial cobre o tecido conjuntivo usando suturas horizontais de colchão interdentalmente. (G) Vista pós-operatória, mostrando uma cobertura radicular completa e uma margem gengival espessada aos 3 meses. [56]

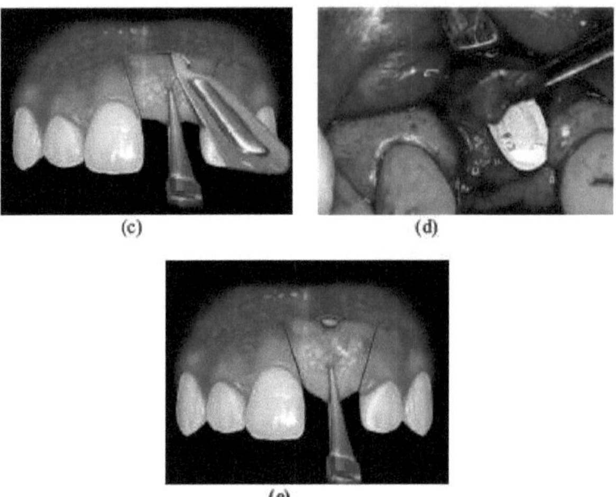

Fig. 20 (a) Incisão horizontal colocada ligeiramente palatina até à crista do cume. Duas incisões ligeiramente biseladas internamente e divergentes na vertical, desenhadas nos ângulos distal e mesial dos dentes adjacentes para além da MGJ. (b) Elevação da aba e adaptação e fixação do CTG subepitelial. (c) Uma incisão de passagem e passagem é colocada no MGJ. (d) Vista cirúrgica da incisão horizontal através e através (e) A abertura da botoeira permite o avanço coronal da aba sem tensão e sem alterar a posição da MGJ. [78]

4) Aba de bilayer com dupla rotação lateral: [79]

A operação de dupla rotação lateral da aba do bico pode ser utilizada para o tratamento da recessão gengival. Basicamente, são concebidas duas abas de espessura parcial, cada uma nos lados mesial e distal do defeito gengival. A incisão horizontal é feita na papila interdentária ao nível da CEJ. Duas incisões de libertação oblíqua são feitas nos ângulos da linha proximal dos dentes adjacentes e estendem-se para além da junção mucogingival. Tanto a porção mesial como a distal da aba de espessura parcial são elevadas. A superfície da raiz exposta é completamente aplainada com uma cureta. A aba mesial ou distal é desepitelializada e a aba é rodada para cobrir a superfície da raiz. A outra aba não deepithelializada do pedículo é reposicionada para cobrir a aba anterior. A margem coronal destas duas abas de pedículo é imobilizada ao dente usando uma sutura de funda. As incisões de libertação oblíqua de cada lado das abas do pedículo são suturadas no periósteo adjacente não refletido.

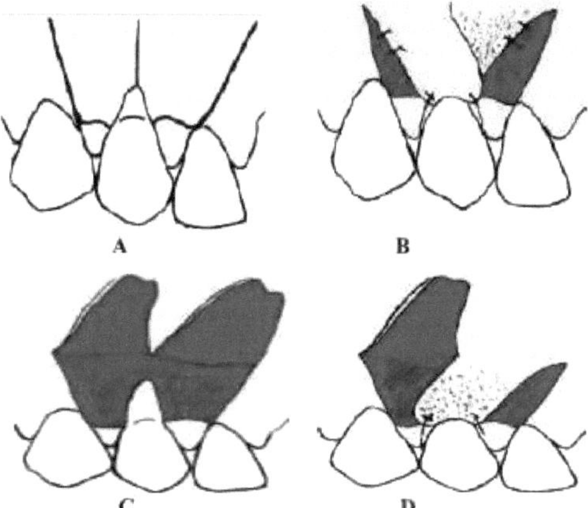

Fig. 21 A) Incisão horizontal na papila interdentária e incisões de libertação oblíqua nos ângulos da linha proximal dos dentes, B) Aba de espessura parcial elevada, C) Aba mesial desepitelizada rodada para cobrir a recessão, D) A aba distal não epitelizada rodou para cobrir a aba anterior. [79]

5) Técnica VISTA: Acesso ao Túnel Subperiosteal de Incisão Vestibular [80]

A abordagem VISTA começa com uma incisão de acesso vestibular mesial aos defeitos da recessão gengival que estão a ser tratados. Através desta incisão, é criado um túnel subperiosteal, expondo a placa óssea facial e as deiscências radiculares. Este túnel estende-se pelo menos um ou dois dentes para além dos dentes que requerem cobertura radicular para mobilizar as argilas gengivais e para facilitar o reposicionamento coronal. Além disso, o túnel subperiosteal é estendido interproximalmente sob cada papila, até onde o espaço de embrulhamento o permita,

sem fazer quaisquer incisões superficiais através da papila. O complexo mucogingival é então avançado coronalmente e estabilizado na nova posição com a técnica de sutura ancorada coronalmente, o que implica colocar uma sutura de colchão horizontal de 2 a 3mm apical à margem gengival de cada dente (ou dentro da banda de tecido queratinizado). A sutura é atada para posicionar o nó no ponto médio-coronal do aspecto facial de cada dente, que é depois fixado com a ajuda de resina composta para evitar a recidiva apical da margem gengival durante as fases iniciais de cicatrização.

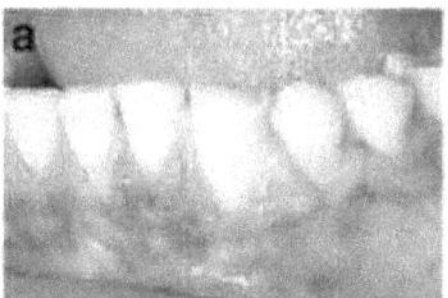

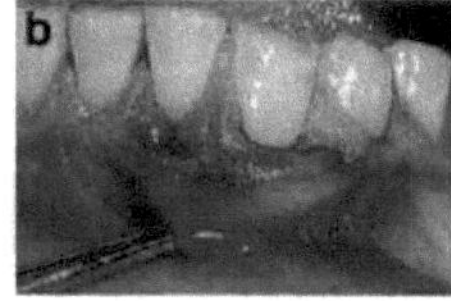

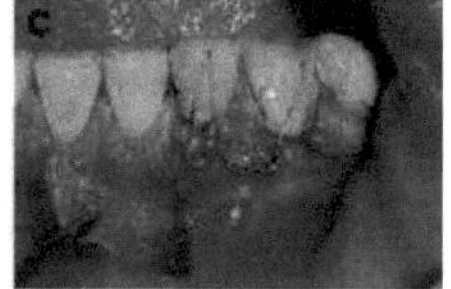

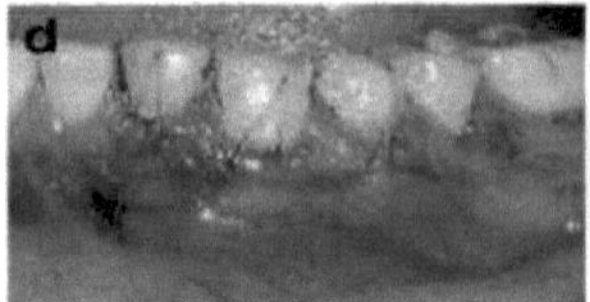

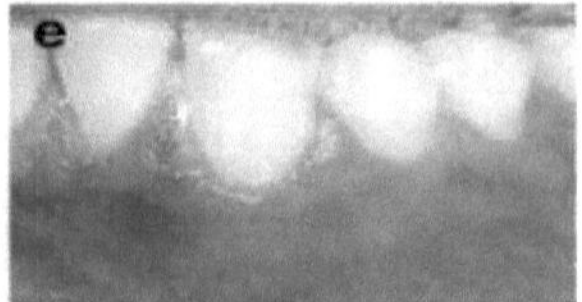

Fig. 22 a) Vista pré-operatória mostrando a recessão gengival. b) Túnel subperiosteal criado através de uma incisão vertical. c) Margens gengivais avançadas coronalmente e ancoradas aos dentes através de resina composta, seguida da colocação de membrana PRF. d) Incisão vertical aproximada e suturada. e) Vista pós-operatória de seis meses. [57]

6) Enxerto de tecido conjuntivo usando uma aba de Envelope: [57]

Raetzke introduziu um enxerto de tecido conjuntivo usando uma técnica de envelope. Uma aba de envelope com espessura parcial é preparada no tecido mole adjacente à área de recessão gengival a partir do sulco gengival. Não é feita qualquer incisão horizontal ou vertical. O enxerto de tecido conjuntivo colhido do palato é inserido na aba do envelope e mantido (ou colado) com cianoacrilato, em vez de suturado.

Vantagens:

> Simplicidade

> Mínima invasividade cirúrgica

> Boa estética porque a papila interdentária é preservada

Limitação:

> Não pode ser deslocado coronalmente.

> Não aplicável em áreas de recessão gengival extensiva

Allen' modificou este procedimento para incluir áreas de recessão gengival em múltiplos dentes.

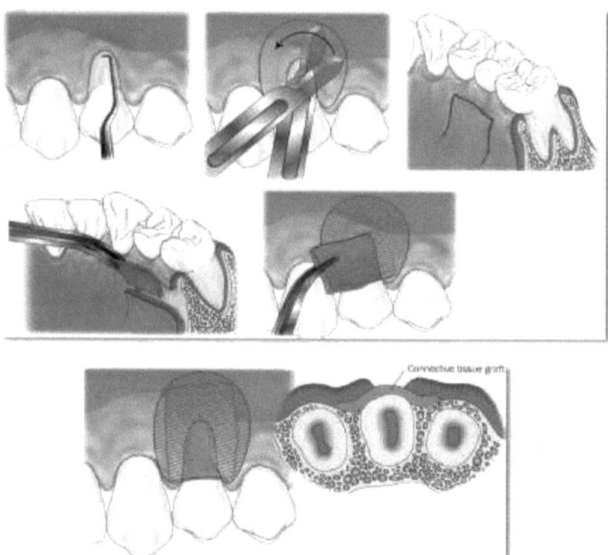

Fig. 23 A. Realizar o aplainamento da raiz da raiz exposta e utilizar uma broca de acabamento para a recontornar. B. Preparar a aba do envelope. C. Preparar uma aba de espessura parcial no local doador e reflecti-la. Expor o tecido conjuntivo subjacente. D. Reflectir o enxerto de tecido conjuntivo a partir do osso com espessura total e colhê-lo. Como o enxerto de tecido conjuntivo não inclui o epitélio na borda, isto é uma modificação do procedimento Langer e Langer. E. Guiar suavemente o enxerto de tecido conjuntivo para a aba do envelope. F. Cobrir a raiz exposta com o enxerto de tecido conjuntivo e realizar a hemostasia compressiva. Não é necessário suturar. [57]

4- Técnica Pinhole:-[81]

Esta técnica é introduzida por John C. Chao (2012).

Indicações:-

Recessões maxilares ou mandibulares simples ou múltiplas vestibulares classificadas como Classe I, II, III, ou uma combinação.

Vantagens:-

a) Predictable

b) Efectivo

c) minimamente invasivo

d) alternativa temporal e rentável às técnicas FCTG para a obtenção de resultados óptimos com base no doente

Procedimento:-

- Após a injecção de anestésicos locais, cáries, restaurações, irregularidades superficiais e convexidades na raiz foram removidas e aplainadas utilizando brocas rotativas, instrumentos ultra-sónicos, e curetas manuais.
- Usando um não. 12 bisturi (Bard-Parker), foi feita uma incisão horizontal mínima de 2 a 3 mm na mucosa alveolar perto da base do vestíbulo, apical ao local receptor.
- Instrumentos especialmente concebidos (Elevadores Trans-Mucosal Papillae [TMPEs], H & H) foram inseridos através da incisão de entrada para elevar uma aba de espessura total.
- A elevação da aba foi guiada pela visualização da forma e movimento dos instrumentos através da mucosa e tecido gengival.
- A aba foi então estendida coronalmente e horizontalmente para permitir a elevação das duas papilas adjacentes de cada lado da(s) raiz(s) desnudada(s).
- BM preso em água estéril foram enfiados um a um através da incisão de entrada usando um alicate de enxerto PST (H & H) e enfiados nos espaços subgengivais sob as papilas e tecido mole marginal.
- Foi aplicada uma suave pressão digital à aba durante aproximadamente 5 minutos.
- A incisão de entrada foi deixada para curar por primeira intenção, sem suturar.

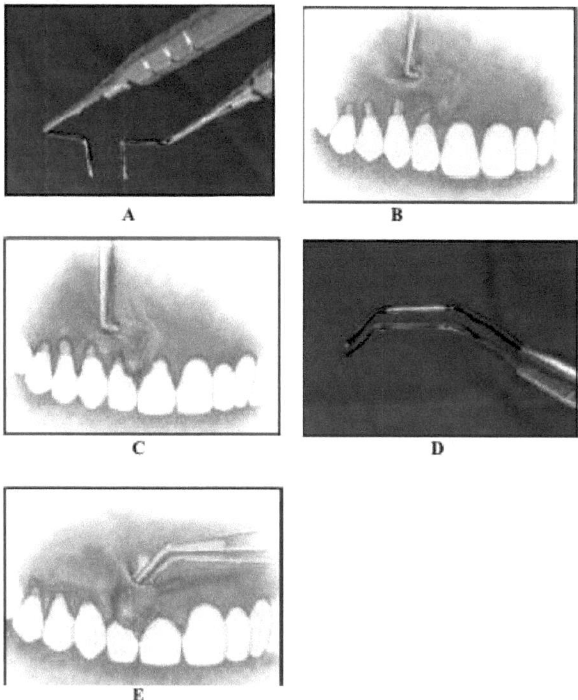

Fig. 24 A. Elevadores Trans-Mucosal Papilla. B. Elevação de abas com espessura total. C. Elevação das papilas de cada lado do dente afectado. D. Alicate de enxerto PST. E. Colocação do material do enxerto BM. [81]

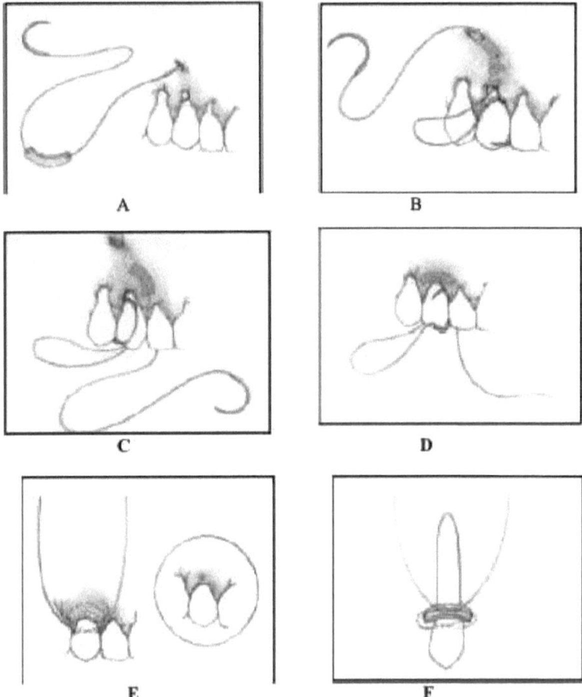

Fig. 25 A. A agulha é enfiada através da incisão de entrada para emergir sob a gengiva marginal facial da raiz receptora. B. A agulha é enfiada por baixo do contacto mesial. C. Uma agulha na outra extremidade do enxerto foi passada sob a aba e sob o contacto distal para aparecer no aspecto oral. O puxar de uma extremidade e depois a outra do aspecto facial permitiu que as extremidades do enxerto escorregassem através da incisão de entrada. D. A agulha distal é passada por baixo do contacto mesial para aparecer no aspecto facial. E. O puxar de ambas as suturas a partir do aspecto facial avança simultaneamente toda a tira do enxerto coronalmente. As suturas são atadas e o nó é puxado por baixo da aba. F. A técnica de sutura a partir da perspectiva facial. [81]

4- Regeneração guiada de tecidos na cobertura das raízes:

Tinti e Vincenzi propuseram inicialmente utilizar a cobertura radicular baseada na regeneração guiada de tecidos (GTRC) como meio de promover novas ligações em superfícies radiculares desnudadas.

Tinti et al. (1992, 1993) e Tinti e Vincenzi (1990, 1994) introduziram a técnica de regeneração guiada de tecidos para fornecer cobertura radicular e restabelecer uma ligação do tecido conjuntivo às superfícies radiculares expostas. Pini Prato et al. (1992a,b) exploraram a técnica de regeneração guiada para tratar simultaneamente defeitos ósseos, raízes expostas, e problemas de mucogingival. Cortellini et al. (1993) analisaram a histologia da nova fixação após o tratamento da recessão bucal humana através de um procedimento de regeneração guiada do tecido. Esta técnica é aplicável em recessões únicas e não depende da largura da gengiva queratinizada circundante.

Vantagens:-

(1) Boa estética.

(2) Potencial de regeneração da ligação periodontal perdida.

(3) Ausência de necessidade de um segundo sítio cirúrgico como sítio doador.

Desvantagens:-

(1) Requer duas fases cirúrgicas quando são utilizadas membranas não reabsorvíveis.

(2) É potencialmente mais caro.

Técnica:

(1) Uma aba trapezoidal, de espessura total, é criada aproximadamente 3 mm acima da margem da deiscência óssea.

(2) A membrana da barreira tem a forma de uma forma convexa.

(3) É criado um espaço entre a superfície da raiz e a membrana, remodelando a superfície da raiz até esta ficar côncava.

(4) A membrana é suturada sobre a raiz exposta, e a aba é posicionada coronalmente sobre a membrana e suturada de modo a obter uma cobertura completa da membrana.

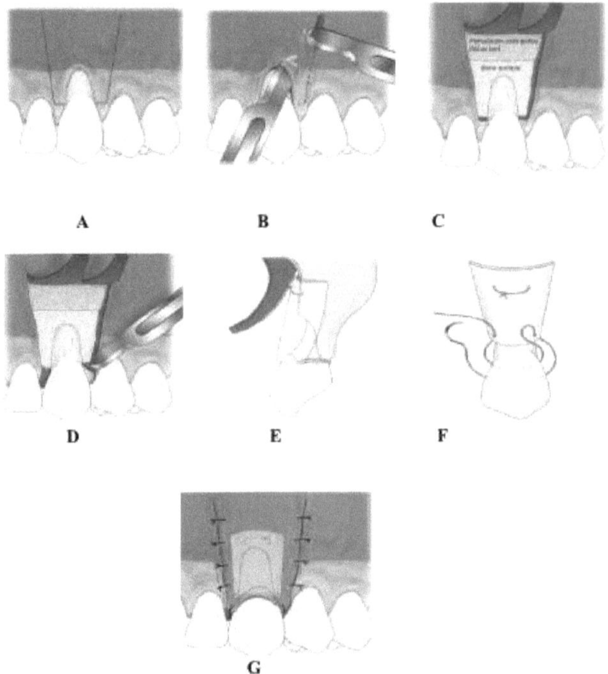

Fig 26 A. Preparar uma aba trapezoidal de plena espessura. Incisão horizontal à papila interdental mesiodistal ao nível da CEJ e duas incisões verticais com uma incisão sulcular. B. Ligar a incisão de libertação horizontal e vertical. C. Preparar uma aba de 3-4 mm apical à crista da deiscência óssea. Apicalmente, preparar uma aba de espessura parcial. D. Retirar o tecido epitelial na zona interdental da papila. E & F. Deslocar a aba coronalmente e cobrir completamente a membrana. G. Estabilizar a membrana com uma sutura de 57 suturas.

C) Membranas de fibrina rica em plaquetas (PRF) em aumento de tecido mole: [82, 83]

A regeneração das estruturas periodontais perdidas é o objectivo final da terapia periodontal para restaurar a saúde, a função e a estética do periodonto. De um ponto de vista periodontal, os estudos experimentais e in vitro que enfatizam o papel da PRF na regeneração periodontal e na cicatrização das feridas periodontais são importantes. Estudos confirmaram que a PRF é um biomaterial terapêutico regenerativo com imenso potencial que tem aplicações clínicas generalizadas, tanto na perspectiva médica como dentária. O uso de PRF sozinho ou em combinação com outros biomateriais (tais como enxertos ósseos, enxertos de tecido mole e agentes farmacológicos) proporcionou resultados seguros e promissores sob a forma de melhorias nos parâmetros clínicos e radiográficos na gestão de defeitos ósseos periodontais e na preservação do tecido duro da tomada de extracção. PRF sendo um reservatório de factores de crescimento solúveis e citoquinas (factor de crescimento transformador beta-1, factor de crescimento tipo insulina 1 e 2, factor de crescimento derivado de plaquetas, factor de crescimento vascular endotelial de citoquinas, e interleucinas 1, 4, e 6) que não só ajudam na regeneração dos tecidos mas também aceleram a cicatrização das feridas.

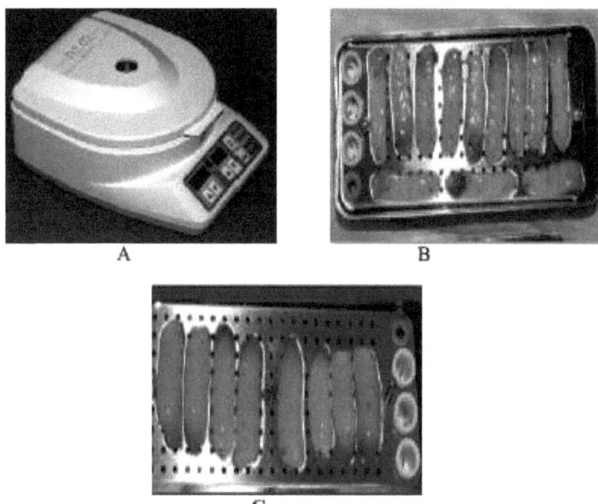

Fig. 27 A. Máquina centrífuga PRF. B & C usando a caixa PRF, os coágulos PRF são recolhidos.
Após compressão na caixa PRF, obtém-se uma membrana PRF uniforme. [82]

Aplicações clínicas:-

1. Para melhorar a cura do local doador após a colheita do enxerto gengival gratuito.
2. Para a revascularização da polpa e dentinogénese de um dente necrótico.
3. Para preservar a altura do rebordo alveolar após a extracção de múltiplos dentes.
4. Após o procedimento de extracção transalveolar como adjuvante da cura de fracturas orofaciais.
5. Para a regeneração óssea peri-implantar.
6. Reconstrução óssea de grandes defeitos cirúrgicos após terapia do cancro oral.
7. Para preencher os defeitos criados após a remoção de patologias císticas.
8. Como um aditivo para promover a cura após tratamento cirúrgico ablativo das lesões da mucosa oral.
9. Para a volumização de tecidos.
10. Procedimentos de transferência de gordura autóloga.
11. Para o tratamento de defeitos cartilaginosos articulares da articulação temporomandibular.
12. O PRF mineralizado pode ser utilizado para procedimentos de substituição óssea.
13. Na osteíte localizada.

A literatura relata as seguintes vantagens[84] relacionadas com a utilização de PRF:

1. Preparação simplificada e técnica eficiente.
2. Acelera a taxa de cura do osso enxertado.
3. Está disponível através de amostra de sangue autóloga.
4. Manipulação mínima do sangue.
5. Pode ser utilizado unicamente ou em combinação com outros enxertos.
6. O quadro natural de fibrina com factores de crescimento dentro confere actividade prolongada que estimula eficazmente a regeneração dos tecidos.
7. Evita a adição de trombina externa uma vez que a polimerização é um processo completamente natural, abstendo-se assim de qualquer risco de reacção imunológica.
8. Quando usado juntamente com enxertos ósseos, é uma alternativa rápida e económica quando comparado com factores de crescimento recombinantes.

A PRF pode apresentar algumas desvantagens[84] como se segue:

1. Sendo de natureza autóloga, o montante final disponível é muito inferior
2. O tempo de recolha de sangue e a sua transferência para a centrífuga afecta grandemente o sucesso da PRF.
3. A polimerização do coágulo requer a necessidade de utilizar um tubo revestido de vidro.
4. Torna-se muito difícil armazenar PRF após a preparação e encolhe.
5. A desidratação causando retracção e alteração da integridade estrutural da PRF exige a sua utilização imediata após a preparação.
6. A manipulação de PRF requer experiência clínica.

D) Aloenxertos e xenoenxertos :-

Para os profissionais dentários, a utilização de aloenxertos ou xenoenxertos reduz efectivamente o tempo cirúrgico e contorna as limitações relacionadas com a disponibilidade de tecidos autógenos e os limites anatómicos, permitindo que mais defeitos de recessão gengival sejam tratados numa única consulta. Do ponto de vista dos pacientes, evitar um segundo sítio cirúrgico (o sítio doador) pode reduzir a morbilidade pós-operatória associada à colheita de tecidos e aliviar a ansiedade em relação à cirurgia. As desvantagens dos aloenxertos e xenoenxertos incluem as preocupações dos pacientes com a potencial transmissão de doenças, materiais de doadores humanos ou animais que são contra a crença religiosa e maior probabilidade de encolhimento em comparação com o enxerto gengival livre após exposição à cavidade oral. Os enxertos de tecido mole em particular, úteis no aumento da espessura da mucosa periimplantar, podem ser colhidos a partir de almofada retromolar ou de sítio desdentado, mas o sítio preferido é o palato com enxertos gengivais livres ou enxertos de tecido conjuntivo subepitelial. Os enxertos de tecido mole podem ser colhidos do palato, da almofada retromolar ou (se disponível) do local desdentado. As desvantagens de colher o enxerto da almofada retromolar e do local desdentado são a quantidade mínima de tecido disponível e os enxertos mais finos são obtidos. Assim, o local preferido para a colheita de enxertos de tecido mole é o paladar (Thoma et al. 2009). [85] Complicações associadas aos enxertos de tecido mole colhidos no palato (Griffin et al. 2006; Breault et al. 1997; Vastardis e Yukna 2003; Wei e Geivelis 2003):-

1. Hemorragia grave a partir do local doador.
2. Exposição do osso com formação de lama amarelada dos tecidos palatinos.
3. Anestesia permanente e parestesia das porções do paladar.
4. Dor/desconforto prolongado no local doador.
5. Infecção no local doador palatino.
6. Dor pronunciada e distúrbios de sensibilidade.
7. Aumento do tempo da cadeira para a colheita do enxerto no palato e sensibilidade técnica.
8. Ocorrência de cisto cirúrgico após enxerto de tecido conjuntivo subepitelial.

Técnicas alternativas têm sido exploradas para evitar estas dificuldades: enxertos alogénicos (matriz dérmica celular colhida da derme humana e processada para remover todos os componentes celulares e epidérmicos), enxertos xenogénicos (colagénio suíno puro tipo I e III extraído e purificado), regeneração guiada dos tecidos (uma membrana de barreira é utilizada para excluir células indesejáveis, tais como as células epiteliais), uma pele com engenharia de tecidos ou enxerto gengival (construção celular viva que consiste em colagénio bovino tipo I purificado e queratinócitos neonatais alogénicos e fibroblastos extraídos do prepúcio humano) e factores de crescimento. De todos os vários enxertos alogénicos e xenogénicos, alguns dos mais frequentemente utilizados para enxertia de tecido mole são listados abaixo. [86]

4- Enxerto Dérmico Acelular Matricial (AlloDerm) [87-90]

O aloenxerto de matriz dérmica acelular, originalmente destinado a cobrir feridas de queimaduras (Wainwright 1995)[76] , foi introduzido como alternativa menos invasiva ao enxerto de tecido mole (Silverstein & Callan 1997)[78] . Este aloenxerto é uma matriz dérmica liofilizada, sem células, composta por um complexo de membranas de base estruturalmente integrado e matriz extracelular na qual os feixes de colagénio e as fibras elásticas são os principais componentes (Wei et al. 2000)[79] . AD é um material de enxerto biocompatível assepticamente preparado que actua como matriz regenerativa biológica ou andaime para o crescimento de células mesenquimais e endoteliais indiferenciadas primordiais (7 dias) (James e Klein, 1974). Permite migração celular normal, repovoamento (14-21 dias), e incorporação e maturação (4-5 semanas) (Wainwright e colegas, 1996). É importante notar que a rotação e substituição é feita pelo fibroblasto. A ADM é também um material imunologicamente inerte porque é livre de células. Falta-lhe assim os principais antigénios das classes I e II do complexo de histocompatibilidade necessários para a antigenicidade, rejeição, e inflamação e os elementos celulares necessários para a transmissão viral (Livesey e colegas, 1994).

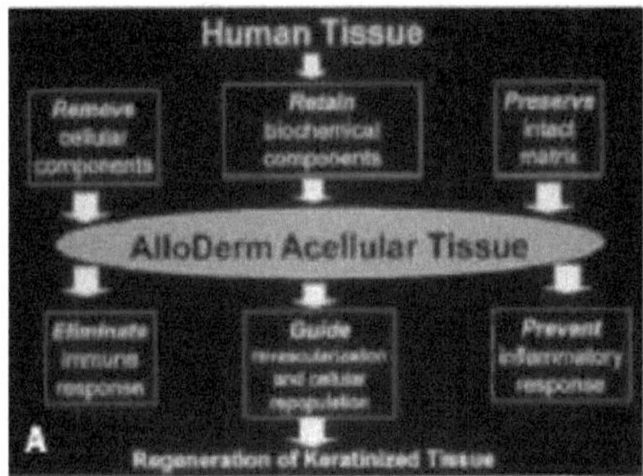

Fig. 28 Esboço do processamento. [57]

Indicações:

1. Aumento de tecido mole.
2. Múltiplas recessões gengivais adjacentes.
3. Falta de tecido palatino grafável.
4. O paciente relutante em ter um segundo sítio cirúrgico.
5. Correcção de tatuagens de amálgama gengival/mucosal.

Vantagens:

1. Facilidade de manuseamento.
2. Manipula de forma semelhante ao tecido conjuntivo.
3. Trata de sítios únicos ou múltiplos.
4. Altamente previsível.
5. Altamente estético.
6. Biocompatibilidade
7. Utilização polivalente: Aumento gengival

Cobertura das raízes

Conservação de tomadas

Aumento de cumeeira

Regeneração guiada de tecidos

8. Avaria fisiológica e remoção.
9. Imunologicamente inerte.

Complicações Potenciais:

1. Ferida ou infecção sistémica.
2. Resposta imunitária específica ou não específica.
3. Reabsorção de Alloderm.
4. Não integração da matriz de regeneração do tecido celular alérgico de Alloderm no tecido hospedeiro.

Preparação do enxerto:-

Instruções de rehidratação:

Os enxertos alérgicos devem ser re-hidratados assepticamente durante um mínimo de 10 minutos mas não mais de 4 horas antes da sua utilização. O pré-aquecimento da solução salina à temperatura ambiente facilitará uma reidratação rápida. Líquido de rehidratação utilizado - pelo menos 100 mL de solução salina normal estéril ou de Ringer lactato estéril por enxerto de Alloderm a ser reidratado.

Rehidratação imprópria:

Os crioprotectores que permitem a liofilização da derme sem danos estruturais podem ser tóxicos se expostos a células em concentrações suficientemente elevadas.

Colocação de Alloderm:-

Aplicação:

A orientação correcta é determinada pelas seguintes características físicas:

- Lado dérmico ou tecido conjuntivo: absorve facilmente o sangue
- Lado da membrana do porão: não absorve facilmente o sangue

As diferenças são de natureza mais subjectiva:

Lado dérmico ou tecido conjuntivo:

- Mais brilhante ou reflector
- Mais escorregadio ou liso
- Visualmente parece mais áspero

Lado da membrana do porão:

- Mais aborrecido ou não-reflexivo
- Mais áspero ao toque
- Visualmente parece mais suave

Após a orientação correcta ter sido alcançada, o enxerto de Alloderm pode ser ainda mais aparado até às dimensões desejadas.

Aplicar uma pressão firme sobre o enxerto de Alloderm com uma almofada de gaze esterilizada e húmida durante 3 a 5 minutos para adaptar e aderir o enxerto ao leito da ferida receptora.

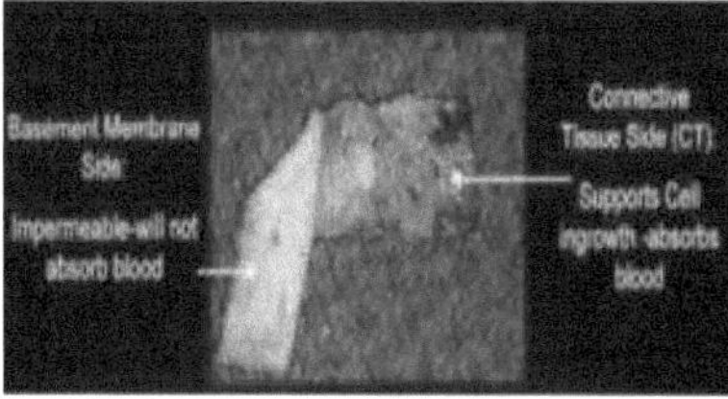

Fig. 29 Orientação do tecido. A lâmina da cave e os lados do tecido conjuntivo do enxerto são demonstrados e diferenciados. [56]

Procedimento Cirúrgico:-

Na realidade, existem duas técnicas cirúrgicas básicas recomendadas para este procedimento:

1. Abas de espessura parcial ou dividida
2. Desenho de aba totalmente dividida

Passos iniciais:

1. Controlo pré-cirúrgico da inflamação
2. Dimensionamento e aplainamento de raízes (instrumentos manuais, ultra-sónicos e rotativos)
3. Preparação química da raiz antes da cirurgia

a. Ácido cítrico (pH 1,0)

b. EDTA (ph 7.0) é biocompatível e pode ser utilizado após reflexão da aba

c. Tetraciclina (100-125/ml)

4. Medições/pontos de sangria

a. CEJ a margem gengival livre ("X")

b. Medida "X" a partir da ponta da papila

c. Colocar o ponto de hemorragia na base da medição do "X".

Flap Parcial- ou Split-Thickness (Allen, 1994a, 1994b; Harris, 2001; Novaes, 2001):

Todas as incisões são feitas supraperiosteal para que o periósteo possa permanecer intacto.

> As incisões interproximais são agora transportadas para a face e ligadas.

> As incisões verticais são realizadas nas extremidades proximais da aba.

> Uma aba de espessura parcial é elevada por dissecação acentuada.

> Se for utilizada uma técnica de envelope (sem incisão vertical), a aba é estendida de um a dois dentes mesial e distalmente para além do local da cirurgia para assegurar a mobilidade adequada da aba.

> O tecido interproximal restante é desepitelializado.

> A aba é minada apicalmente com uma incisão de libertação periosteal horizontal suficientemente distante para assegurar um posicionamento coronal sem tensão para além do CEJ dos dentes afectados.

> Se houver qualquer tensão, então a aba requer uma maior libertação apical e/ou lateralmente.

> A área é medida e o material é aparado, posicionado, e suturado com suturas de tripa crómica 4-0, 5-0, ou 6-0.

> A aba está agora posicionada coronalmente e suturada com 4-0 ou 5-0 tripa crómica, 5-0 Vicryl, ou 5-0 monofilamento.

> O cianoacrilato de isobutilo (ISO-Dent, Ellman International) é agora colocado nas zonas marginais (opcional; recomendado por Harris 2002)

> Um curativo periodontal pode ou não ser aplicado.

Mucoperiosteal Flap Parcial-espessuras:

Todas as incisões são feitas até à crista óssea para permitir a elevação de uma aba de espessura total.

> As incisões interproximais de espessura parcial são feitas pelo aspecto vestibular da crista óssea.

> As incisões interproximais são unidas pelas incisões sulculares faciais.

> As incisões verticais são feitas mesial e distalmente aos dentes afectados.

> Uma aba de plena espessura é levantada 3 a 4 mm para além da crista óssea.

> Uma incisão apical de libertação parcial de espessura periosteal é agora feita horizontalmente.

> A aba é posicionada coronalmente e a tensão é verificada. Deve poder ser facilmente posicionada acima do CEJ sem tensão.

> O enxerto é posicionado e aparado à medida (3 a 4 mm para além da crista óssea).

❖ Técnica de preparação de enxertos modificada (Dodge e colegas, 1998; Henderson e colegas, 2001)

- O material é colocado no CEJ dos dentes.

- As áreas interproximais são anotadas e marcadas (pequenos cortes em tesoura ou lâmina de bisturi).

- Uma cunha de tecido é removida de todas as áreas interproximais. Isto irá assegurar o contacto primário e a cura entre a aba e o tecido interproximal. Evitará também a cobertura interproximal inadvertida do tecido papilar pelo material do enxerto.

- Os "separadores de tecido" estão agora posicionados de forma facial no CEJ.

- Usando uma técnica de sutura dupla com tripa crómica 5-0 ou uma sutura de monofilamento poligliconado de reabsorção lenta 5-0, as abas são fixadas facialmente no CEJ.

> A aba é posicionada coronalmente e suturada utilizando uma técnica de sutura de dupla sutura com monofilamento polibuster 5-0 não reabsorvível, tripa crómica 5-0, Vicryl 5-0, ou Gore-Tex 5-0.

> No pós-operatório, pede-se ao paciente que utilize uma escova de dentes de ultra ondas com 0,12% de gluconato de clorhexidina. [57]

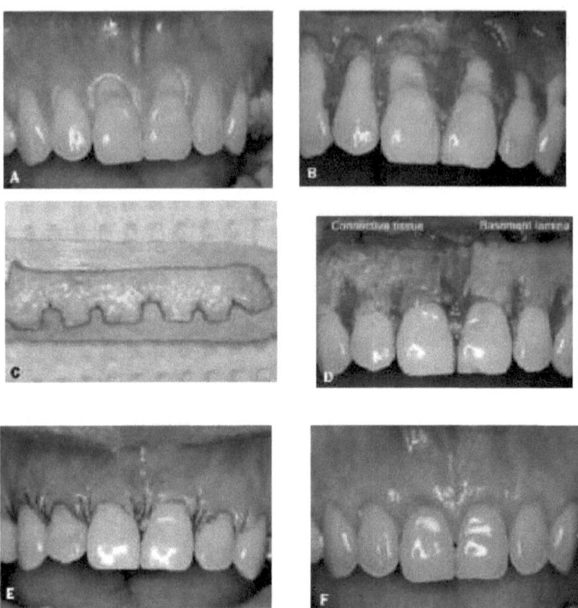

Fig. 30 A. Vista pré-operatória. B. Aba de espessura parcial levantada. Notar extensa recessão. C. Material preparado para colocação. Modificações de Dodge. D. Material posicionado; duas peças - 1. lâmina do porão para baixo, 2. tecido conjuntivo para baixo. E. Avanço coronal e sutura. F. 1 mês de pós-operatório. [57]

4- Membrana amniótica: [91]

A medicina regenerativa é um novo campo baseado na utilização de células estaminais para gerar substitutos biológicos e melhorar as funções dos tecidos, restaurando os tecidos danificados com elevada capacidade de proliferação e diferenciação. É de interesse como alternativa potencial para o transplante complicado de tecidos/órgãos. Recentemente, foi relatado que as células derivadas de amniões têm uma capacidade de diferenciação multipotente, e estas células têm atraído a atenção como fonte de células para a terapia de transplante de células.

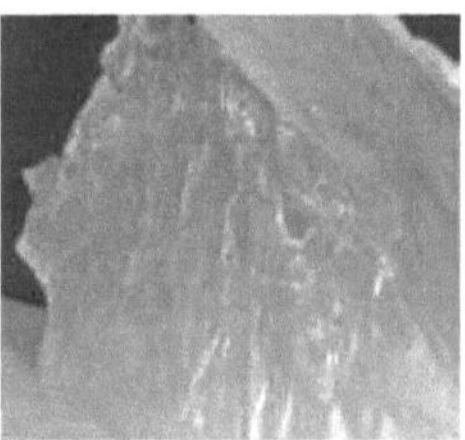

Fig. 31 Nova membrana amniótica seca (Hyper-dry-amnion) foi desenvolvida usando raios

infravermelhos distantes e microondas, além da irradiação y- para esterilização (M. Okabe, manuscrito em preparação). A temperatura de ebulição podia ser diminuída sob a condição de baixa pressão de ar

Estrutura da membrana amniótica humana:

A membrana amniótica é um tecido de origem fetal e é composta por três camadas principais: uma única camada epitelial, uma membrana cave espessa e um mesênquima avascular[92] . O âmnio é uma membrana fetal fina (até 2 mm), elástica, translúcida e semipermeável, ligada à membrana coriónica. Tanto o âmnio como o cório formam o saco amniótico cheio de líquido amniótico, fornecendo e protegendo o ambiente fetal. A camada exterior, o cório, consiste em tecidos trofoblásticos coriónicos e mesenquimais. A camada interior, o âmnio, consiste numa única camada de epitélio ectodérmico uniformemente disposta na membrana do porão, que é uma das membranas mais espessas encontradas em qualquer tecido humano, e uma camada mesenquimal rica em colagénio (Wilshaw et al., 2006).

Esta camada mesenquimal pode ser subdividida na camada compacta formando o esqueleto fibroso principal do HAM, a camada fibroblástica e uma camada intermédia, que também é chamada camada esponjosa ou zona espongiosa (Niknejad et al.2008).

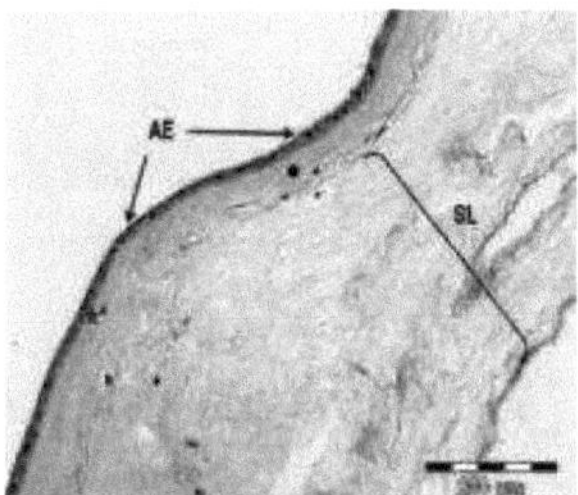

Fig. 32 Estrutura do HAM. O HAM foi corado com HE, hematoxilina e eosina. AE: Epitélio amniótico; %: Membrana de porão; CL: Camada compacta; Camada fibroblástica e SL: Camada esponjosa ou zona esponjosa. [91]

Vantagens das células derivadas de membrana amniótica/amnião:

1. Pluripotência das células derivadas do âmnio.
2. Características anti-inflamatórias e imunogénicas baixas da membrana amniótica / células derivadas de amniões.
3. Não-tumorigenicidade.
4. Isolamento e cultivo de células amnióticas.
5. Caracterização.

4- Matriz-Mucogénica de Colagénio Suíno

É utilizado para o aumento de tecidos moles tanto em procedimentos de regeneração guiada de tecidos como de GBR. O produto composto por colagénio suíno tem uma estrutura de bílis.

A camada compacta consiste em fibras de colagénio compactas com propriedades oclusivas celulares e permite a aderência do tecido como um pré-requisito para a cicatrização favorável da ferida. Esta camada protege contra a infiltração bacteriana em situações de cicatrização aberta e tem propriedades elásticas apropriadas para acomodar a sutura. Uma segunda camada consiste numa estrutura espessa e porosa esponjosa de colagénio. Esta superfície esponjosa é colocada junto ao tecido hospedeiro para facilitar a organização do coágulo sanguíneo e promove a formação de novos vasos sanguíneos e a integração dos tecidos.

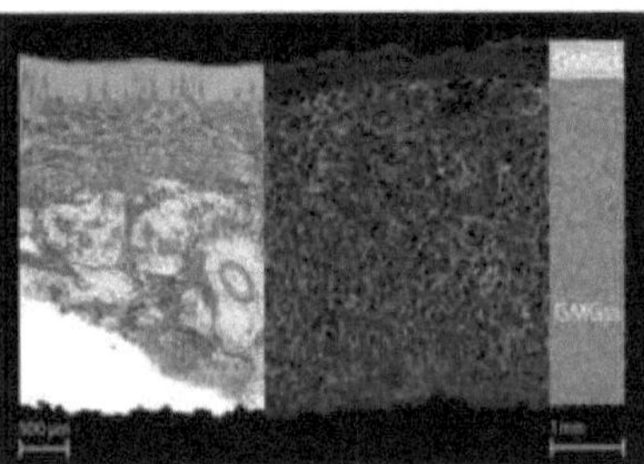

Fig. 33 Estrutura compacta (GMGcs): Protecção em situações de cura aberta e capacidade de ser estrutura esponjosa suturada; (GMGss): Estabilização do coágulo sanguíneo e crescimento de células de tecido mole e de novos vasos sanguíneos.

Vantagens:-

1. Evitar a perturbação da arquitectura adjacente dos tecidos moles.
2. Eliminar a perda de altura vestibular.
3. Evitar a necessidade de mais cirurgias.

B) AUMENTO DA CRISTA USANDO AUTO-ENXERTOS DE TECIDO MOLE

1) O enxerto de tecido conjuntivo desepitelizado **pediculado ou "procedimento de rolo":** [57] O conceito básico do procedimento envolve a criação de um pedículo de tecido conjuntivo que é colocado ou enfiado numa bolsa subepitelial. O "procedimento de enxerto ou rolo de pedículo de tecido conjuntivo desepitelizado" foi desenvolvido por Abrams.

Este procedimento foi o primeiro dos procedimentos cirúrgicos periodontais que foram desenvolvidos para aumentar as deformidades das cristas. O trabalho inicial de Abrams forneceu o estímulo para que outros procurassem novos métodos para tratar as deformidades das cristas em vez de aceitarem soluções protéticas tradicionais para estes problemas.

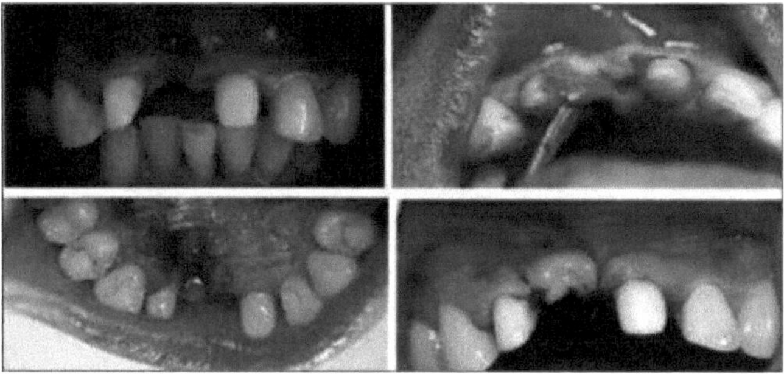

Fig. 34 Procedimento de aba de rolo [57]

2) Técnica de rolo modificada: Scharf e Tarnow descreveram uma modificação da técnica do rolo de Abram, uma abordagem "alçapão" foi utilizada para reflectir e preservar o epitélio que cobre o pedículo de tecido conjuntivo; o pedículo epitelial é utilizado para cobrir o local doador. O primeiro passo foi definir e reflectir o pedículo epitelial. Duas incisões de libertação vertical em toda a espessura foram feitas a partir da crista do cume em direcção ao palato. Estas incisões deveriam ser aproximadamente paralelas entre si para maximizar o fornecimento de sangue tanto ao pedículo epitelial como ao pedículo do tecido conjuntivo. O comprimento das incisões dependia do comprimento do tecido conjuntivo necessário. Gasparini modificou ainda mais a técnica por Scharf e Tarnow, dobrando duplamente o enxerto palatino para maximizar a quantidade de aumento.

3) Procedimentos de bolsas para enxertos subepiteliais: Existem três variedades de procedimentos de bolsas que foram concebidas para receber enxertos livres de tecido conjuntivo removido do palato ou implantes de substitutos ósseos ou sintéticos de osso. Estes variam apenas na direcção em que é feita a incisão de entrada e o plano de dissecação. É criada uma bolsa subepitelial para o procedimento de enxerto de pedículo de tecido conjuntivo desepitelizado. Em vez de enrolar um pedículo de tecido conjuntivo na bolsa, é colocado na bolsa um enxerto livre de tecido conjuntivo que é retirado do palato, lascas ósseas autógenas ou material ósseo alogénico, ou material ósseo sintético, tal como hidroxilapatite. O material do enxerto ou implante é colocado e moldado para criar o contorno desejado na crista, e a incisão de entrada é fechada com suturas.

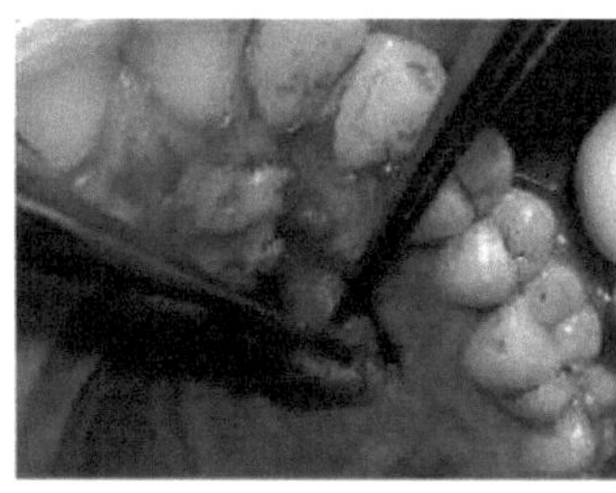

Fig. 35 Técnica de bolsa e túnel: É criada uma bolsa subepitelial para o procedimento de enxerto de pedículo de tecido conjuntivo desepitelizado. [57]

4) Procedimentos de enxerto interposicional (cunha e inlay): Estes procedimentos diferem ligeiramente dos procedimentos de bolsa em que é utilizado um enxerto ou implante subepitelial (tecido sub-conectivo). A abertura da bolsa não é fechada neste tipo de procedimento. Um enxerto livre em forma de tarte é retirado do palato, área tuberosa, ou cume desdentado e é inserido como uma cunha na abertura da bolsa. A superfície labial da bolsa é elevada bucalmente numa quantidade necessária para eliminar a concavidade na cumeeira. O enxerto em forma de cunha é então colocado no espaço fornecido para manter a superfície labial da bolsa na posição desejada. A superfície epitelial da cunha é posicionada ao nível das superfícies epiteliais circundantes, e a cunha é mantida nesta posição através de suturas. Se for necessário um aumento numa dimensão apicocoronal, bem como buccolingualmente, parte da cunha é posicionada acima do nível dos tecidos circundantes.

5) Procedimentos de enxerto Onlay: O procedimento onlay foi concebido para aumentar os defeitos das cristas no plano apicocoronal, ou seja, para ganhar altura das cristas. Os enxertos Onlay são enxertos livres epitelizados que, após a sua colocação; recebem a sua nutrição do tecido conjuntivo desepitelizado do local receptor. A quantidade de aumento apicocoronal que pode ser obtida está relacionada com a espessura inicial do enxerto, com os eventos do processo de cicatrização da ferida e com a quantidade de tecido de enxerto que sobrevive.

6) Técnica de rolo de bolsa para aumento de tecido mole de implante: [41]

O procedimento de rolo de bolsa é um procedimento de aumento de tecido mole atraumático, versátil e rentável realizado durante a colocação de implantes em uma única fase ou em duas fases de cirurgia de implante. Esta técnica é indicada na correcção de uma deficiência ligeira a moderada de rebordo vestibular horizontal ou para engrossar a gengiva marginal em redor dos implantes dentários durante a cirurgia de implantes em fase um ou em fase dois. Foi relatado um aumento de tecido queratinizado até 2 a 3 mm. Este procedimento não só cria uma excelente vedação em torno do pilar de cicatrização, como também permite a instituição da higiene oral de rotina durante a cicatrização. O desenho da aba do rolo de bolsa inclui:

1. Descrevendo a aba do mini-pedículo palatino de espessura total 1 mm maior do que o diâmetro do parafuso da tampa subjacente.
2. Uma incisão parcial na porção da dobradiça da aba do mini-pedículo criada para facilitar o enrolamento bucal.
3. Desepithelialização da aba do mini-pedículo.
4. Elevação de uma aba de espessura total e criação de uma bolsa com uma faca Orban até

ao comprimento da aba do mini-pedículo.

5. Enrolamento da aba do pedículo na bolsa bucal criada e aperto de um pilar de cura de 3 a 5 mm de altura, que fixa a aba do mini-pedículo sem o uso de suturas.

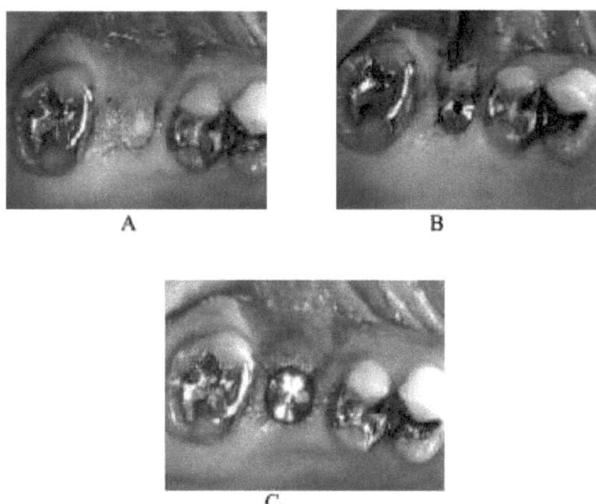

Fig. 36 A. Descrevendo a aba do mini-pedículo palatino em toda a sua espessura. B. Elevação de uma aba palatina e criação de uma bolsa. C. Enrolar a aba do pedículo para dentro da bolsa bucal criada. [57]

7) A Técnica da Plataforma de Tecido Conjuntivo para Aumento de Tecido Mole: [41]

A abordagem cirúrgica consistiu em duas incisões horizontais paralelas realizadas nos bordos bucais e palatinos da superfície oclusal da zona edêntula. As incisões estavam aproximadamente a 3 mm uma da outra. Isto permitiu a manutenção in-situ de uma "plataforma" de tecido mole após a elevação da aba vestibular e palatina, o que facilitou a estabilização e sutura dos CTGs utilizados para o aumento do tecido mole.

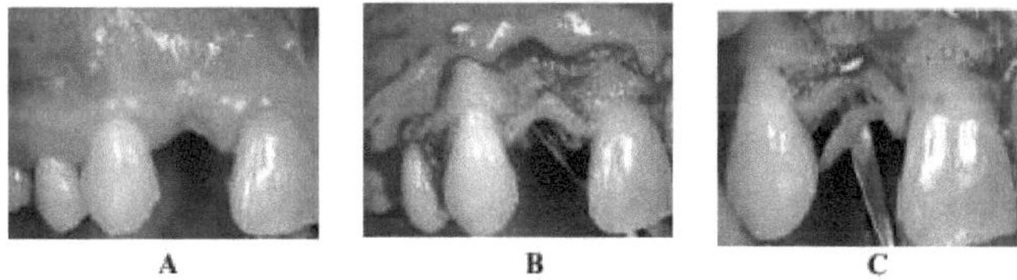

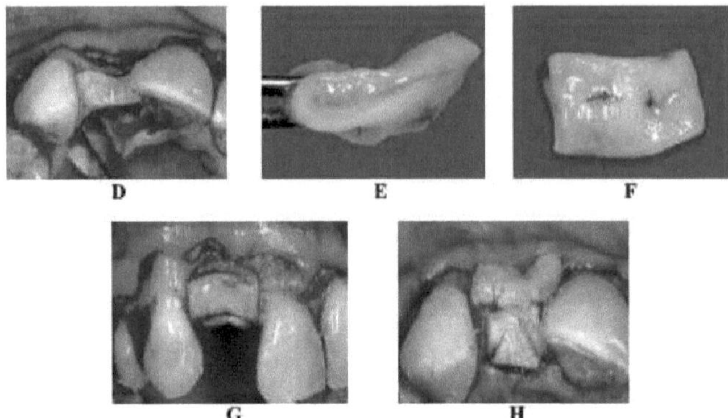

Fig. 37 A. Situação clínica de base. B. Elevação da aba bucal. Uma tampa de cobertura de raiz - como um envelope com a forma de flap de espessura fendida e completamente fendida - levantada com os objectivos de ser coronalmente avançada e expor o tecido conjuntivo bucal da crista edêntula. C. O tecido mole da crista desdentada do espaço desdentado entre as incisões vestibular e palatina foi desepitelizado para deixar uma plataforma de tecido conjuntivo in situ. D. Elevação da aba palatina de espessura dividida limitada ao espaço desdentado e à plataforma de tecido conjuntivo deixada in situ (vista oclusal). E. Após a desepitelização, um enxerto de duplo comprimento foi dobrado sobre si mesmo, e foram utilizadas suturas reabsorvíveis para permitir uma adaptação precisa entre as superfícies internas do enxerto. F. O CTG de dupla espessura foi utilizado para tratar a componente horizontal do tecido mole. G. O enxerto desepitelializado posicionado acima da superfície oclusal da plataforma. H. O CTG de dupla espessura foi suturado na superfície vestibular da plataforma oclusal. [41]

"Microcirurgia" refere-se a um refinamento da técnica cirúrgica através do qual a visão normal é melhorada através da ampliação.[93] Microcirurgia é definida como um refinamento na técnica cirúrgica pelo qual a acuidade visual é aumentada utilizando um microscópio com ampliações superiores a 10x.[95] A microcirurgia implica uma extensão dos princípios cirúrgicos através dos quais a manipulação suave dos tecidos e a aproximação extremamente precisa dos bordos da ferida é de importância primordial. Embora a microcirurgia seja uma parte integrante da medicina moderna, os cirurgiões não a aceitaram rapidamente.[94] A microcirurgia é também uma metodologia ergonómica em que as manipulações cirúrgicas são melhoradas através de uma melhor coordenação motora. A microcirurgia periodontal oferece uma melhoria na previsibilidade, no resultado cosmético e no nível de conforto do paciente em relação aos procedimentos cirúrgicos periodontais convencionais.[95]

Princípios da microcirurgia periodontal:

Abrange três valores fundamentais, a saber

1. Habilidades motoras melhoradas que são conseguidas através de uma acuidade visual

melhorada e do uso de uma punho preciso.

2. Trauma mínimo dos tecidos, que é realizado através de incisões menores.

3. Fechamento primário passivo da ferida. Isto é conseguido através de micro-sutura.[96]

Indicações:-

1. Aumento de cumeeira
2. Cirurgias Mucogingival
3. Cirurgias de retalho
4. Visualização das superfícies radiculares e remoção de cálculos
5. Cirurgia de implantes
6. Procedimento de elevação do seio
7. Condicionamento da superfície radicular[96]

Vantagens:-

1. A tomada de decisões cirúrgicas é melhorada à medida que a qualidade e quantidade de dados visuais que chegam ao córtex cerebral é aumentada.
2. É ergonómica, bem como reduz a fadiga neuromuscular e as patologias esqueléticas ocupacionais.
3. A capacidade de criar incisões limpas prepara as feridas para a cura por intenção primária.
4. Minimiza lacunas ou vazios nas extremidades da ferida e encoraja a cura rápida com menos inflamação pós-operatória e menos dor. [96,97]

Tríade microcirúrgica:-

O conceito de microcirurgia baseia-se em três elementos importantes que formam a tríade microcirúrgica que inclui ampliação, iluminação e instrumentos.

1. Ampliação:-

A acuidade visual é a capacidade de perceber dois objectos deitados de perto separadamente. A visualização de detalhes finos também pode ser melhorada através do aumento do tamanho da imagem do objecto.

SISTEMAS DE AMPLIAÇÃO:-

Os dentistas dispõem de uma variedade de sistemas de ampliação simples e complexos, desde simples lupas a lupas telescópicas de prisma e microscópios cirúrgicos. A suposição de que "mais ampliação é melhor" deve ser sempre ponderada contra a diminuição no campo de visão e profundidade de foco que pode ocorrer à medida que a ampliação aumenta.[98]

- Lupas de Ampliação:-

As lupas dentárias são o sistema de ampliação óptica mais comum utilizado na periodontia. As lupas são fundamentalmente telescópios monoculares duplos com lentes lado a lado convergentes para se concentrarem no campo operatório. A imagem ampliada formada tem propriedades estereoscópicas em virtude da sua convergência. Um sistema óptico convergente de lentes é chamado sistema óptico Keplerian.

Desvantagens:

Contenção ocular

Fadiga

A visão patológica muda, especialmente após uma utilização prolongada.

Lupas excessivamente pesadas podem tornar difícil a manutenção de um campo visual estável. Três tipos de lupas Keplerian são tipicamente utilizadas em periodontia: lupas simples ou de um só elemento, lupas compostas, e lupas telescópicas de prisma dadas na fig. 38, 39.

Simple Loupes	Compound loupes	Prism Telescopic Loupes
Pair of single meniscus lenses.	Multiple lenses with intervening air spaces to gain additional refracting surfaces.	Schmidt or "rooftop" prisms to lengthen the light path through a series of switch back mirrors between the Lenses
Magnification can only increase by increasing lens diameter and thickness.	Magnification can be increased by Lengthening the distance between lenses, without excessive increase in size or weight.	
Greatly affected by spherical and chromatic aberration	Can be achromatic	Achromatic
Impractical for magnification beyond 1 .5X	Inefficient at magnifications above 3X.	Better magnitication, wider depths of field, longer working distances, and larger

Fig. 38 Types of loupes [98]

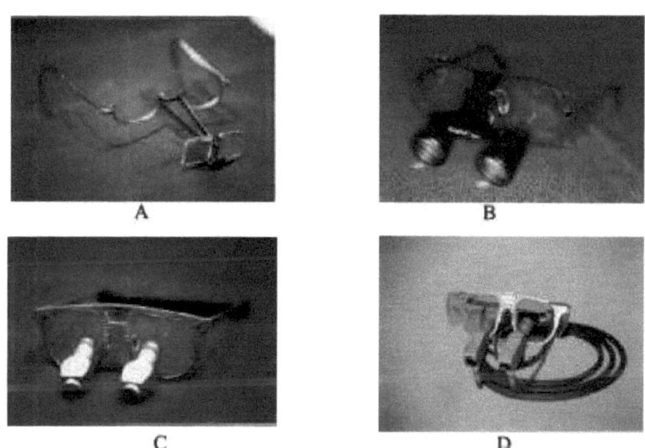

Fig. 39 A. Simple loupes B. Compound loupes. C. Eyeglass-mounted prism loupes. D. Coaxial lighted prism loupes[95]

Fig. 38 Tipos de lupas 98

Fig. 39 A. Lupas simples B. Lupas compostas. C. Lupas de prisma montadas em óculos. D. Lupas de prisma com luz coaxial[95]

Microscópio Cirúrgico:-

O microscópio operativo proporciona maior ampliação e desempenho óptico superior em comparação com as lupas dentárias. Um microscópio requer treino e prática para ganhar proficiência mas oferece melhor desempenho e versatilidade do que as lupas. Os microscópios cirúrgicos concebidos para a odontologia empregam ótica galiléia com oculares binoculares unidas por prismas de compensação para estabelecer eixos ópticos paralelos. A óptica galileana permite uma visão estereoscópica sem convergência ocular. Isto alinha os olhos como se estivessem focados no infinito e permite uma visão relaxada sem fadiga ou fadiga ocular. Os microscópios cirúrgicos incorporam ópticas revestidas com lentes acromáticas para proporcionar a melhor resolução óptica e a iluminação mais eficiente. os elementos ópticos dos microscópios cirúrgicos são mais avançados do que os encontrados em lupas, as características de profundidade de focagem e campo de visão são melhoradas. Os microscópios cirúrgicos têm lentes objectivas com várias distâncias de trabalho. Uma gama útil em odontologia é de 250 a 350 mm. Para uso prático em periodontia, o microscópio cirúrgico deve ter tanto manobrabilidade como estabilidade. O microscópio cirúrgico é ideal para documentar patologias periodontais e procedimentos de todos os tipos.[95,98]

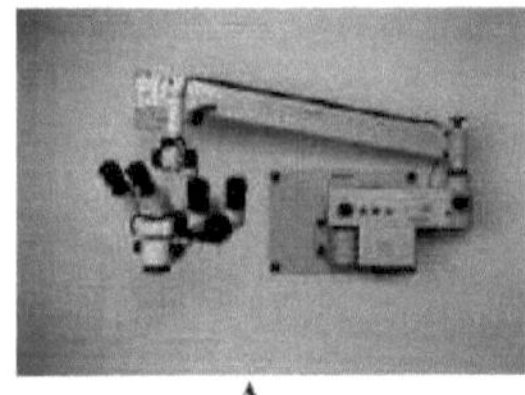

A

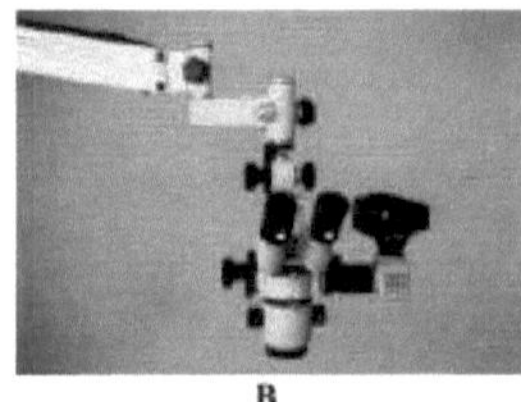

B

Fig. 40 A. Microscópio cirúrgico. B. Câmara de microscópio e estabilizador de feixe[95]

2. Iluminação:-

A maioria dos fabricantes oferece sistemas de iluminação colaterais que são úteis, particularmente para uma ampliação maior na gama de 4X e mais. Considerações a serem feitas na selecção de uma fonte de iluminação acessória:

a. Peso total, qualidade e luminosidade da luz.
b. Facilidade de focalizar e dirigir a luz dentro do campo de visão.
c. Facilidade de transporte entre cirurgias.[98]

3. Instrumentos microcirúrgicos:-

A utilização de instrumentos convencionais em microcirurgia não é realmente uma opção, pois o seu tamanho implica um acesso cirúrgico maior, o que vai contra todo o conceito de microcirurgia. Assim, os instrumentos microcirúrgicos são o terceiro elemento da tríade microcirúrgica.

Propriedades dos instrumentos microcirúrgicos

Luz para evitar a fadiga das mãos;

Rígido o suficiente para manter uma estabilidade adequada;

Tempo suficiente para descansar sobre a sela formada pelo polegar e o dedo indicador;

Pegas redondas para permitir movimentos rotativos;

Circular em secção transversal para permitir um movimento de rotação suave;

Dicas de trabalho muito mais pequenas do que as dos instrumentos normais;

Não reflexivo para não cegar o operador (especialmente com a luz de alta intensidade do microscópio);

Não magnético;

Usinados com um nível de precisão muito elevado para permitir uma boa aderência em agulhas muito pequenas ou tecidos muito delicados sem os danificar, e ainda permitir uma acção de abertura-fechamento fácil.[98]

Nome	Tipo	Subtipos	vantagens
Facas	a.Faca quebra-lâmina b.Faca Crescente c.Facas Minicrescentes d.Faca Colher e. Faca Lamellar		Extremamente afiado Tamanho pequeno Etched em vez de groundproduzir borda da ferida mais precisa
Facas periodontais microcirúrgicas	a.Orban faca periodontal(K01/2MBH) b.Kramer-Nevins faca de gengivectomia(KKN7MBH)		Muito afiado
Lâminas microcirúrgicas	a.Lâmina oftálmica b.Lâmina não 15 c. Lâmina não 12 d. Lâmina não 390 e.Lâmina não 390 c	No.15c No.12d	Curvado em forma de T Pode ser executado sob a papila para a separar do suporte ósseo subjacente, progredindo no espaço estreito da embrulhadura dentária Incisão fina
Elevador periósteo microcirúrgico	a. Periosteal Schlee PPSCHLEE b.Prichard periosteal (PPRMBH) c.Hourigan periosteal (PH2MBHKD)		Minimização precisa e libertação de flap
Retractores periodontais microcirúrgicos	Retractores KP	a.KP 1 Retractor b. KP 2 Retractor c. KP 3 Retractor	Extremidades de trabalho serrilhadas mais largas e mais finas proporcionam uma melhor ancoragem no osso e previnem o escorregamento acidental
Previsões de tecido microcirúrgico	a Alicate de tecido anatómico microcirúrgico TPASTMBH b. Microtissue foreceps 180		Manusear tecidos minúsculos sem os danificar
Cinzel periodontal microcirúrgico	a. Cinzel de Rodes b. Cinzel de casamento c. Cinzel de Fedi		Corte ósseo preciso
Curetas periodontais microcirúrgicas	Curetas de Langer	a. SL1/2RMBH b. SL3/4RMBH c. SL5/GRMBH	
Porta agulhas periodontais microcirúrgicas	Porta Microneedle Schlee(NHSLSCHLEE)		Fechadura para fixar firmemente a agulha Pode ser guiada através de tecido gengival grosseiro com pressão de preensão controlada A sua forma esguia permite-lhes chegar longe às áreas interproximais
Suturas microcirúrgicas de sutura			Pode facilmente agarrar icrosuturas que podem ser rasgadas com as habituais suturas cirúrgicas de sutura
Microscissas	a. Tesoura de micro-vannas de tecido b. Tesoura Goldman-Fox c. Tesoura de ligadura FD252R		Corte suave de tecidos finos e grosseiros Traumatização reduzida dos tecidos
Microsuturas	6-0 a 10-0	Vicryl polyglactin (7-0 a 10-	Melhor encerramento da ferida

		0) Poliamida etilónica(7- ,9-0)) Prolene polipropileno(8-0,100))	Minimizar lacunas ou oidais na ferida, cura rápida com menos inflamação pós-operatória, dor e risco de formação de cicatrizes.
Agulhas microcirúrgicas	a. Agulhas de corte invertido com pontas de precisão b. Agulhas de espátula com micropontos		Pista de agulha rasa e agulha precisa permite uma aposição e fecho extremamente precisos da aba

Fig. 41 Instrumentos microssubstitucionais

MICROCIRURGIA PERIODONTAL:-

A microcirurgia periodontal introduz o potencial para uma abordagem cirúrgica menos invasiva na periodontia. Isto é exemplificado por uma menor necessidade de incisões de libertação vertical e uma maior utilização de sítios cirúrgicos mais pequenos. Os cirurgiões periodontais, tal como acontece com outros microcirurgiões, continuam a notar até que ponto a redução do tamanho da incisão e a retracção cirúrgica estão directamente relacionadas com a diminuição da dor pós-operatória e a rápida cicatrização. Procedimentos cirúrgicos regenerativos e resectivos, cirurgia plástica periodontal, e implantes dentários exigem todos níveis de desempenho clínico que desafiam as capacidades técnicas e motoras dos cirurgiões periodontais para além de um alcance possível com visão não assistida.

1) Preparação das raízes:

A importância do desbridamento radicular é reconhecida universalmente como um componente essencial da terapia periodontal. A ampliação melhora muito a capacidade do cirurgião de criar uma superfície radicular limpa e lisa. A ampliação permite a preparação de ambas as superfícies da ferida de tecido duro e mole de modo a que possam ser unidas de acordo com o princípio micro-cirúrgico aceite de aproximação da ferida da junção do rabo. Isto encoraja a cicatrização primária da ferida e o reforço da reconstrução periodontal.

2) Procedimentos Cirúrgicos Estéticos:

A cirurgia plástica periodontal é "tecnica-sensível" e mais exigente do que outros procedimentos periodontais. A microcirurgia tem amplas implicações incluindo a rotação, a gengiva livre, a papila dupla, e os enxertos de tecido conjuntivo subepitelial para a cobertura, uma vez que causa um trauma mínimo e melhora o processo de cicatrização da ferida. A combinação de pequenos instrumentos microcirúrgicos e técnicas cirúrgicas delicadas permite incisões extremamente finas, estaladiças e precisas, manipulação suave dos tecidos, e sutura precisa.

3) Reconstrução da papila:

Para além dos vários procedimentos de cobertura radicular realizados, podem também ser realizadas outras cirurgias mucogingival como reconstruções da papila e aumento da crista em torno de dentes naturais e implantes.

4) Cirurgia de implantes:

A microcirurgia tem provado o seu potencial em cirurgias de implantes. Estabeleceu-se no desenvolvimento e colocação de implantes utilizando tanto as técnicas de flap como as técnicas sem flapless.

5) Procedimentos de elevação do sinus :

Os procedimentos de elevação do seio utilizando a abordagem microcirúrgica também estão a ganhar reconhecimento. O endoscópio periodontal permite a visualização subgengival da superfície da raiz com aumentos de 24x a 48x. Isto é conseguido através de um feixe de fibras ópticas de 0,99 mm que é uma combinação de um feixe de captura de 10.000 pixels rodeado por fibras de iluminação múltiplas. Esta fibra é entregue à margem gengival acoplada a um instrumento chamado "explorador". Uma bainha esterilizada de uso único isola a fibra para que possa ser usada repetidamente. A imagem capturada é retransmitida para um ecrã para que o utilizador possa ver o vídeo "em tempo real" do ambiente altamente ampliado (aproximadamente 3 mm no ecrã de cada vez).

6) Ergonomia:

A ergonomia da posição das mãos e a postura corporal estão intimamente relacionadas com a melhoria das capacidades motoras possibilitada por uma abordagem microcirúrgica da terapia. Estudos mostram que a coordenação motora é grandemente melhorada quando os cirurgiões utilizam instrumentos microcirúrgicos especificamente concebidos para empregar uma punho de precisão da mão. Também reduz grandemente a fadiga cirúrgica, bem como a patologia espinal e ocupacional comum na periodontia. [94, 96, 97, 98]

O principal objectivo da sutura dentária é posicionar e fixar os retalhos cirúrgicos para promover uma cicatrização óptima. Quando a técnica de sutura adequada é utilizada com o tipo e diâmetro de fio apropriado, a tensão é colocada nas margens da ferida de modo a que a cicatrização com intenção primária ocorra. A colocação exacta dos retalhos cirúrgicos é significativa para o conforto do paciente, hemostasia, redução do tamanho da ferida a reparar e prevenção de destruição óssea desnecessária. Se as margens da ferida cirúrgica não forem devidamente aproximadas e forem, portanto, inadequadas, a hemostasia está presente e o sangue e o soro podem acumular-se sob a aba, atrasando o processo de cicatrização ao separar a aba do osso subjacente.2 Em procedimentos de plástico periodontal, cosméticos e reconstrutivos, a escolha da técnica de sutura apropriada, tipo de fio, diâmetro do fio e agulha cirúrgica, bem como a utilização do nó cirúrgico adequado para cada material de fio respectivo escolhido, são todos fundamentais para obter uma cicatrização óptima da ferida. Isto é especialmente verdadeiro e desafiante quando os tecidos são revestidos sobre tecido duro e/ou mole, material autólogo ou aloenxerto, e/ou membranas regenerativas. Além disso, a arte e habilidade precisa da sutura é primordial para o sucesso de todos os procedimentos cirúrgicos. [100]

Directrizes gerais para a sutura:

- As suturas são normalmente colocadas distalmente ao último dente, em cada espaço interproximal e a sutura continua na direcção mesial.
- As suturas devem ser sempre inseridas primeiro através da aba de tecido mais móvel.
- Quando o espaço é limitado, usar uma agulha de círculo У2.
- Apenas o porta-agulhas deve agarrar as agulhas de sutura e a agulha de sutura deve ser inserida e puxada através da questão em linha com o círculo.
- Agarrar a agulha de sutura no centro da agulha, nunca na sua ponta ou perto do local onde a linha está agarrada à agulha.
- A agulha deve ser colocada a alguns milímetros da ponta do porta-agulhas quando agarrada.
- O objectivo durante a sutura de múltiplos níveis de tecidos é suturar o periósteo ao periósteo e os tecidos gengivais aos tecidos gengivais.
- A agulha deve entrar em ângulo recto com o tecido ao penetrar através dos tecidos.
- As suturas não devem ser colocadas a menos de 2mm a 3mm das bordas da aba para evitar que se rasguem através da aba durante o inchaço pós-operatório.
- As abas devem ser aproximadas sem branqueamento quando suturadas.
- Puxar a sutura apenas o suficiente para prender a aba no lugar sem restringir o fornecimento de sangue da aba. 57

Suture thread types used in dentistry*

A: Nonresorbable		
Type	Commonly used thread size	
Silk	3-0, 4-0, 5-0	
Nylon	4-0, 5-0, 6-0	
Polypropylene	5-0, 6,0	
e-PTFE	4-0, 5-0	
B: Resorbable		
Type	Commonly used thread size	Resorption time (days)
Gut	4-0	3-5
Chromic Gut	4-0, 5-0	7-10
PGA	3-0, 4-0, 5-0	21-28
PGA-dyed	3-0, 4-0, 5-0	21-28

Fig. 41 Types of sutures [57]

Fig. 41 Tipos de suturas [57]

Suturas Interrompidas

Indicações

As suturas interrompidas são mais frequentemente utilizadas para os seguintes fins:

1. Incisão vertical

2. Tuberosidade e áreas retromolares
3. Procedimentos de regeneração óssea com ou sem regeneração guiada de tecidos
4. Abas Widman, curetagem de abas abertas, abas não posicionadas, ou abas posicionadas apicalmente onde é necessária uma cobertura interproximal máxima
5. Áreas edêntulas
6. Abas de espessura parcial ou dividida
7. Implantes osseointegrados

Tipos

1. Circunferencial, directo, ou em loop
2. Figura oito
3. Colchão vertical ou horizontal
4. Colocação intra-apilar

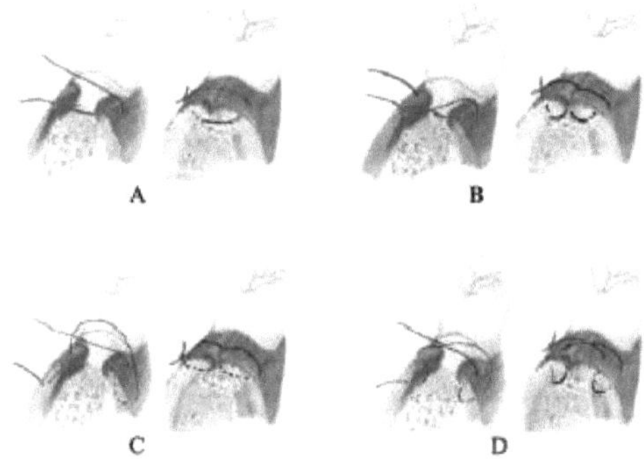

Fig. 42 A. Circunferencial B. Figura oito. C. Colchão vertical D. Intrapapilar 57

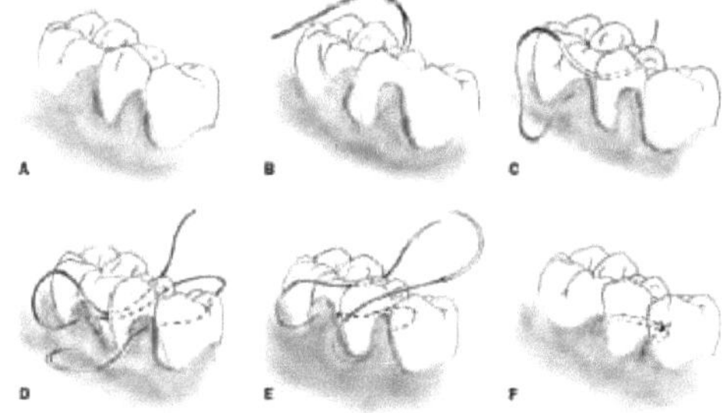

Fig. 43 Sutura de funda [57]

Suturas de Sling Contínuas:

Quando estão envolvidos vários dentes, é preferível a sutura contínua.

Vantagens:

1. Pode incluir tantos dentes quantos forem necessários
2. Minimiza a necessidade de nós múltiplos
3. Simplicidade

4. Os dentes são utilizados para ancorar a aba
5. Permite a colocação precisa da aba
6. Evita a necessidade de suturas periosteais.
7. Permite a colocação e tensão independente de abas bucais e linguísticas ou palatinas. As abas bucais podem ser posicionadas de forma solta, enquanto as abas linguísticas e palatinas são puxadas com mais força sobre os dentes.
8. Maior distribuição de forças sobre as abas.

Desvantagem:

A principal desvantagem das suturas contínuas é que se a sutura se partir, a aba pode soltar-se ou a sutura pode vir desamarrada de múltiplos dentes.

Tipos:

A escolha da sutura contínua depende da preferência do operador. Estes também podem ser periosteais ou não-periosteais:

1. Sutura de atiradeira independente
2. Suturas para colchões
   a. Vertical
   b. Horizontal
3. Bloqueio contínuo

Técnica de sutura de Holbrook e Ochsenbein

É difícil adaptar adequadamente um enxerto espesso (1,5-2,5 mm) a um local receptor para cobertura radicular, especialmente onde há colapso interdental ou curvatura notável mesiodistamente. A utilização da técnica de sutura de Holbrook e Ochsenbein torna a adaptação do enxerto à raiz exposta mais fiável.

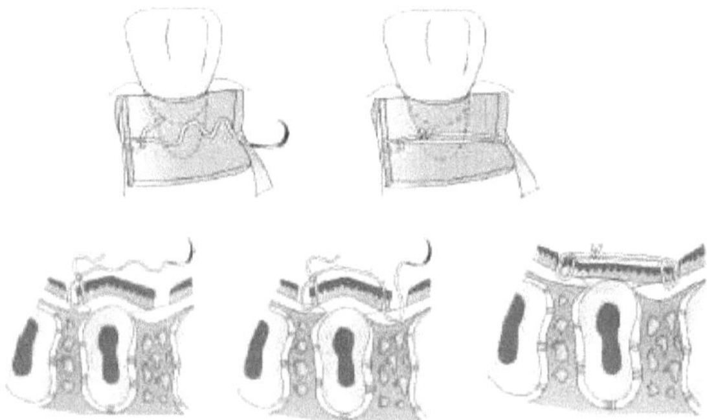

Fig. 44 Sutura horizontal: Após fazer a ligadura, passar a agulha através do corpo do enxerto e puxá-la para fora do fundo sem cortar o fio. Engatar o periósteo a 2-3 mm da borda

mesial da aba. Deixar uma folga na sutura. Por último, fazer uma ligadura e esticar para eliminar a flacidez. O alongamento evita a contracção primária do enxerto (contracção primária) e regenera a vascularização do enxerto. [57]

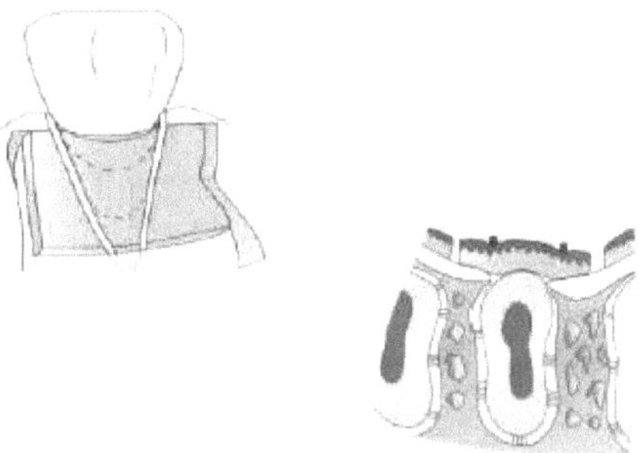

Fig. 45 Sutura circunferencial: Inserir a agulha no periósteo do local receptor ligeiramente apical ao bordo inferior do enxerto. Transportar a sutura em redor da zona cervical e amarrá-la à cauda no aspecto lingual. O fio pressiona o enxerto na borda da raiz exposta (linha pontilhada). É feita uma sutura de colchão circunferencial para evitar espaço morto na zona marginal do dente exposto. Isto permite que o enxerto faça contacto com a superfície da raiz e a membrana periodontal.[57]

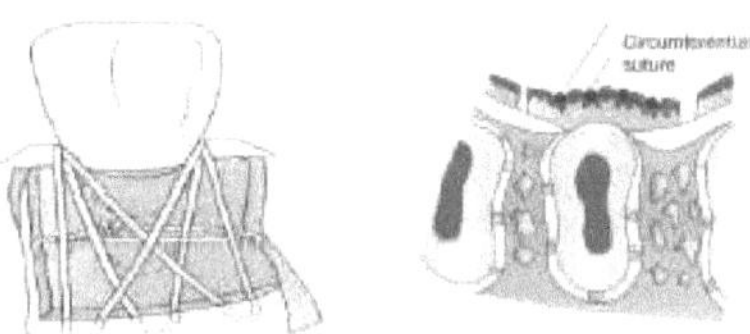

Fig. 46 Sutura de concavidade interdentária: Inserir a agulha no periósteo no fundo da área da concavidade interdentária. Fazer circular a agulha à volta do dente, suturar o enxerto na diagonal, fazer uma funda, e fazer uma ligadura no aspecto lingual. Realizar o mesmo procedimento na outra zona interdentária. [57]

CONCLUSÃO

Esta dissertação de biblioteca tentou fornecer-nos uma pletora de conhecimentos desde os procedimentos clássicos até aos avanços modernos, incluindo mas não limitados à etiologia, classificação, tomada de decisões para enxerto de tecido mole em torno de dentes, implantes e áreas edêntulas na cavidade oral.

Várias técnicas podem ser utilizadas para o aumento de cristas de tecidos moles. A técnica escolhida dependerá dos objectivos do procedimento cirúrgico. O nosso corpo tem uma tremenda tendência fisiológica para formar estruturas periodontais durante o processo de cicatrização de feridas. Isto permite que o cirurgião utilize uma variedade de desenhos de incisão mais adequados ao paciente. Pode-se prever que uma cuidadosa gestão dos tecidos moles, juntamente com a aderência a princípios biológicos e estéticos, aumentará a probabilidade de resultados bem sucedidos. O enxerto subepitelial de tecido conjuntivo (SCTG) é considerado o padrão ouro para cirurgias de correcção e aumento de tecido mole em torno de dentes, bem como em torno de implantes. Juntamente com vários métodos cirúrgicos padrão, tais como enxerto de tecido conjuntivo, enxerto gengival livre, etc., vários materiais bioactivos podem ser adicionados para melhorar o resultado, tais como, GTR, aloenxerto, xenoenxerto, etc.

A estética gengival é uma componente importante de um sorriso atractivo e depende de uma multiplicidade de factores. A saúde dos tecidos, quantidade, qualidade, simetria e equilíbrio estão entre os mais essenciais deles. É importante que os clínicos tenham o conhecimento sobre os objectivos estéticos ideais, bem como as capacidades clínicas para os alcançar.

Medidas de resultados centradas no doente, avaliações estéticas tridimensionais quantitativas e qualitativas dos resultados do tratamento, bem como dados de acompanhamento a longo prazo, são insuficientes. Por conseguinte, embora considerando o efeito adjuvante dos procedimentos reconstrutivos, a avaliação dos efeitos adversos relacionados com a utilização adicional de biomateriais/ agentes biológicos, complicações pós-operatórias, facilidade de manutenção, alteração do aspecto estético, estimativa do bem-estar do paciente e relação custo/benefício deve ser alcançada.

Bibliografia

1. Levin EI. A estética dentária e a proporção dourada. *A revista de dentisteria protética.* 1978; 40(3): 244-252.

2. Morley J, Eubank J. Elementos macroestéticos do desenho do sorriso. *J Am Dent Assoc.* 2001; 132: 39-45.

3. Garber DA, Salama MA. O sorriso estético: diagnóstico e tratamento. *Periodontol.* 2000. 1996; 11: 18-28.

4. Academia Americana de Periodontologia. Termos do glossário de periodontologia. Chicago, IL: Academia Americana de Periodontologia, 2001.

5. Friedman N. Mucogingival surgery: o flap apicalmente reposicionado. *J Periodontol* 1962: 3: 328-340.

6. Goldman HM. A topografia e o papel das fibras gengivais. *J Dent Res.* 1951;30: 331-336.

7. Salão WB. O estado actual dos problemas de mucogingival e a sua terapia. *J Periodontol.* 1981; 52(9): 569-575.

8. Lang NP, Loe H. A relação entre a largura da gengiva queratinizada e a saúde gengival. *J Periodontol.* 1972; 43(10): 623-627.

9. Nabers CL. Reposicionamento da gengiva em anexo. *J Periodontol.* 1954; 25: 38 -39.

10. Ruben MP. Uma razão biológica para a reconstrução gengival através de procedimentos de enxertia. *Quintessência Int. Dent Dig.* 1979; 10: 47-55.

11. McGuire MK, Scheyer ET, Gwaltney C. Comentário: incorporação dos resultados relatados pelos pacientes em ensaios clínicos periodontais. *J Periodontol.* 2014; 85: 1313-1319.

12. Miller PD Jr. Cirurgia plástica periodontal regenerativa e reconstrutiva. Cirurgia Mucogingival. *Dent Clin North Am.* 1996; 32: 287-306. 15.

13. Miller PD Jr. Enxerto de cobertura radicular para regeneração e estética. *Periodontol* 2000. 1993; 1:118-127.

14. Wennstrom JL. Terapia Mucogingival. *Anais de Periodontol.* 1996;1(1): 671-701.

15. Sculean A, Gruber R, Bosshardt DD. Cura de feridas de tecido mole em torno de dentes e implantes dentários. *J Clin Periodontol.* 2014; 41(15 Suppl.): S6-S22.

16. Anton Sculean, Vivianne Chappuis & Raluca Cosgarea. Cobertura de recessões de mucosas em implantes dentários. *Periodontol* 2000. 2017; 73:134-40.

17. Donn Jr. BJ. O auto-enxerto de tecido conjuntivo livre: Um estudo clínico e histológico de cicatrização de feridas em humanos. *J Periodontol.* 1978; 49(5):253-60.

18. Tinti C, Parma-Benfenati S. O auto-enxerto de papila em rotação livre: um novo procedimento de enxerto bilaminar para a cobertura de múltiplas recessões gengivais

superficiais. *J Periodontol.* 1996; 67(10):1016-24.

19. Stephan P. Studer, Christian Lehner, Alfred Bucher e Peter Scharer. Correcção do tecido mole de um espaço pontiagudo de um dente: Uma avaliação quantitativa comparativa do volume. *J Prost dentisty.* 2000; 83:402-11

20. Michael K McGuire, E Todd Scheyer, Martha E Nunn, Philip T Lavin. Um estudo piloto para avaliar uma terapia celular com células de bifurcação tecidual como alternativa ao tecido do palato. *JPeriodontol.* 2008 Oct;79(10):1847-56

21. Myron Nevins, Marc L Nevins, Marcelo Camelo, Joao Marcelo Borges Camelo, Peter Schupbach, David M Kim. A eficácia clínica da membrana extracelular DynaMatrix no aumento do tecido queratinizado. *Intl J Periodontics Restorative Dent.* 2010; 30(2):151-61.

22. Pierpaolo Cortellini, Maurizio Tonetti,Giovanpaolo Pini Prato. O enxerto gengival livre parcialmente epitelializado (PE-FGG) nos incisivos inferiores. Um estudo piloto com implicações para o alinhamento da junção mucogingival. *J Clin Periodontol.* 2012, Jul; 39(7):674-80.

23. Giovanni Zucchelli, Valentina Bentivogli, Matteo Marzadori. A técnica da plataforma de tecido conjuntivo para o aumento do tecido mole. *Intl. J Periodontics Restorative Dent.* 2012;32:665-667.

24. Ramon Sieira Gil, Carles Marti Pages, Eloy Garda D^ez, Sara Llames, Ada Ferrer Fuertes, Jesus Lopez Vilagran. Enxertos de mucosa oral com engenharia de tecidos para reconstrução do revestimento intraoral da maxila e mandíbula com uma aba de fíbula. *J Oral Maxillofacial Surg.* 2015; 73(1):195.e1-16.

25. Tarifas kablan. O uso de enxerto livre de gordura bucal no fechamento de defeitos de tecidos moles e deiscência no palato duro. *Anais de Maxillofacial Surg.* 2016; 6(2).

26. Elif Oncu. O Uso de Fibrina Fibrina Platelet-Rich Versus Subepithelial no Tratamento da Recessão Gengival Múltipla: Um Ensaio Clínico Aleatório. *Mossas Restauradoras Intl J Periodontics.* 2017; 37(2):265-71.

27. Rupali Mahajan, Paramjit Khinda, Akhilesh Shewale , Komaldeep Ghotra, Meenu Taneja Bhasin, Prashant Bhasin. Eficácia comparativa da membrana placentária e Healiguide™ no tratamento da recessão gengival utilizando a regeneração guiada do tecido. *J Indian Soc Periodontol.* 2018; 22(6):513-22.

28. Shagufta Parween, Joann Pauline George, Mlv Prabhuji. Tratamento de Defeitos Múltiplos de Recessão Gengival Mandibular Usando Técnica MCAT e SCTG Com e Sem rhPDGF-BB: Um ensaio clínico controlado aleatório. *Mossas Restaurativas Intl J Periodontics.* 2020; 40(2):e43-e51.

29. Najib Ghadri, Rania Livada, Vrushali Abhyankar, Les H. Binkley Jr., Paul S. Bland e

Jacob Shiloah. Utilização de Andaimes de Matriz de Colagénio como Substituto para Aumento de Tecido Mole: Série de casos *Clin Adv Periodontics.* 2019; 00:1-6.

30. Christian M Schmitt, Tobias Moest, Rainer Lutz, Falk Wehrhan, Friedrich W Neukam, Karl Andreas Schlegel. Resultados a longo prazo após a vestibuloplastia com uma matriz de colagénio suíno (Mucograft ®) versus o enxerto gengival livre: um ensaio clínico prospectivo comparativo. *Clin Oral Implants Res.* 2016; 27(11):e125-e133.

31. Daniel S Thoma, Marco Zeltner, Monika Hilbe, Christoph H F F Hammerle, Jurg Husler, Ronald E Jung. Estudo clínico controlado aleatório avaliando a eficácia e segurança de uma matriz de colagénio estável em volume em comparação com enxertos autógenos de tecido conjuntivo para aumento de tecido mole em locais de implantes. *J Clin Periodontol.* 2016; 43(10):874-85.

32. Ernest Rojo , Giorgio Stroppa, Ignacio Sanz-Martin, Oscar Gonzalez-Martm, Antonio Santos Alemany, Jose Nart. Ganho de volume de tecido mole em redor de implantes dentários utilizando enxertos de tecido conjuntivo subepitelial autógeno colhidos no palato lateral ou na área tuberosa. Um estudo clínico controlado e aleatório. *J Clin Periodontol.* 2018; 45(4):495-503.

33. Christopher G. Hutton, Georgia K. Johnson, Christopher A. Barwacz, Veerasathpurush Allareddy. Comparação de duas abordagens cirúrgicas diferentes para aumentar a espessura da mucosa peri-implantar: Um ensaio clínico controlado aleatorizado. *J Periodontol* 2018; 89(7).

34. Simone Verardi, Marco Orsini, Teresa Lombardi, Federico Ausenda, Tiziano Testoril, Alessandro Pulici, Francesco Oreglia, Nicola Alberto Valente, Claudio Stacchi. Comparação entre duas técnicas diferentes de aumento de tecido mole peri-implantar: enxerto de matriz dérmica porcina Vs. parafuso de tenda. *J Periodontol.* 2019;91(8):1011-017.

35. Robert Noelken, Bilal Al-Nawas. Uma abordagem cirúrgica modificada para reconstrução de tecidos moles e duros de defeitos periimplantites graves: regeneração de defeitos periimplantares assistidos por laser (LAPIDER). *Intl J Implant Dent.* 2020; 6(1):22.

36. Mario Beretta, Carlo Maiorana, Mattia Manfredini, Susanna Ferrario e Pier Paolo Poli. Aumento de tecido mole de Peri-Implanta Bucal por Meios de uma Matriz de Colagénio Porcino: Uma Prova de Conceito Nota Técnica. *J mater sci eng.* 2020;14(1): 93.

37. A Akcali , D Schneider, F Unlu, N Bicakci, T Kose, C H F Hammerle. Aumento do tecido mole dos defeitos da crista na área anterior maxilar utilizando dois métodos diferentes: um ensaio clínico controlado aleatório. *Clin Oral Implants Res.* 2015; 26(6):688-95.

38. Stefan P. Bienz, Irena Sailer, Ignacio Sanz-Martm, Ronald E. Jung, Christoph H. F. Hammerle, Daniel S. Thoma. Alterações volumétricas em sítios pônticos com ou sem enxerto

de tecido mole: um estudo clínico controlado com um seguimento de 10 anos. *J Clin Periodontol.* 2017;44(2):178-84.

39. Daniel S Thoma, Abdul Monem Alshihri, Alain Fontolliet, Christoph H F F Hammerle, Ronald E Jung, Goran I Benic. Avaliação clínica e histológica de diferentes abordagens para obter tecido queratinizado antes da colocação de implantes em pacientes totalmente desdentados. *Clin oral invest. 2017*; 22(5): 2111-19.

40. Sullivan HC, Atkins JH. Enxertos gengivais autógenos livres. 3. Utilização de enxertos no tratamento da recessão gengival. *Periodontia.* 1968 Ago; 6(4):152-60.

41. Zucchelli G, Mazzotti C, Bentivogli V, Mounssif I, Marzadori M, Monaco C. A Técnica da Plataforma de Tecido Conjuntivo para Aumento de Tecido Mole. *Mossas de Repouso Intl J Periodontics.* 2012 Dez 1; 32(6):665.

42. Abou-Arraj RV, Geurs NC, Romanos AH. Opções Autogénicas para a Gestão de Tecidos Suaves de Tomadas de Extracção na Maxila Anterior. *Clin Adv Periodontics.* 2013 Nov; 3(4):259-68.

43. Gordon RI, Parashis AO, Tatakis DN. Usos extrabucais de enxertos de tecido mole oral autólogos: uma ponte diferente entre a saúde da boca e do corpo. *Clin Adv Periodontics.* 2017; 7(4):215-20.

44. Pradeep K, Rajababu P, Satyanarayana D, Sagar V. Recessão Gingival: revisão e estratégias no tratamento da recessão. Relatos de casos em medicina dentária. 2012;1-6.

45. Sanz M, Simion M. Técnicas cirúrgicas sobre cirurgia plástica periodontal e regeneração de tecidos moles: relatório de consenso do Grupo 3 do 10º Workshop Europeu de Periodontologia. *J clin periodontol.* 2014 Abr 1; 41(s15).

46. Ziahosseini P, Hussain F, Millar BJ. Gestão de triângulos negros gengivais. *Br dent J.* 2014 Nov 21; 217(10):559.

47. Zucchelli G, Mounssif I. Cirurgia plástica periodontal. *J Periodontol* 2000. 2015 Jun 1; 68(1):333-68.

48. D. A. Tipton e M. K. Dabbous. Efeitos da nicotina na proliferação e produção de matriz extracelular de fibroblastos gengivais humanos in vitro. *J Periodontol.* 1995.;66(12):1056-64.

49. W. S. Cheung e T. J. Griffin. Um estudo comparativo da cobertura radicular com tecido conjuntivo e enxertos de concentrado plaquetário: resultados de 8 meses. *J Periodontol* 2004;75(12):1678-87.

50. A. P. Saadoun. Tendências actuais na cobertura da recessão gengival. Parte I. O enxerto de tecido conjuntivo do túnel. *Pract Periodontics Aesthet Dent.* 2006; 18(7); 433-40.

51. Andreas L. Ioannou, Georgios A. Kotsakis, Michelle G. McHale, Donald E. Lareau James E. Hinrichs, e Georgios E. Romanos. Procedimentos Cirúrgicos de Tecidos Suaves

para Optimização da Estética Anterior de Implantes. *Intl J Dent.* 2015; 1-9.

52. Daylene Jack-Min Leong, Hom-Lay Wang. Uma árvore de decisão para enxertia de tecido mole, Int. *J Periodontics Restorative Dent.* 2011; 31:307-13.

53. Neel B. Bhatavadekar, Amit S. Gharpure. Protocolo de Aumento Sequencial de Aresta para Enxerto de Tecido Duro e Macio em Deficiências de Aresta Alveolar: Uma Proposta de Algoritmo Baseado em Evidências. *J Implantol oral.* Vol. XLIV/Não. Dois/2018.

54. Goktas S, Dmytryk JJ, McFetridge PS. Comportamento biomecânico dos tecidos moles orais. *J Periodontol.* 2011; 82:1178-86.

55. Bengazi F, Botticelli D, Favero V, Perini A, Urbizo Velez J, Lang NP. Influência da presença ou ausência de mucosa queratinizada no nível da crista óssea alveolar no que diz respeito a diferentes espessuras ósseas marginais vestibulares: um estudo experimental em cães. *Clin Oral Implants Res.* 2014; 25:1065-71.

56. Atlas da cirurgia periodontal estética e reconstrutiva 2nd Edição: 45-85.

57. Naoshi Sato, Cirurgia periodontal: Um atlas clínico: 338-408.

58. Muller, H. P., Schaller, N., Eger, T. & Heinecke A. Espessura da mucosa mastigatória. *J Clin Periodontol.* 2000;27:431-36.

59. Gapski, R., Satheesh, K. & Cobb, C. M. Análise histomorfométrica da densidade óssea na tuberosidade maxilar de cadáveres: um estudo piloto. *J Periodontol 2006*;77:1085-90.

60. Benninger, B., Andrews, K. & Carter, W. Medições clínicas de palato duro e implicações para enxertos de tecido conjuntivo subepitelial com sugestões de nomenclatura palatal. *J Cirurgia oral e maxilofacial 2012*; 70: 149-53.

61. Evans CD, Chen ST. Resultados estéticos das colocações de implantes. *Clin Oral Implants Res.* 2008;19:73-80.

62. Monnet-Corti, V., Santini, A., Glise, J. M., Fouque-Deruelle, C., Dillier, F. L., Liebart, M. F. & Borghetti, A. Enxerto de tecido conjuntivo para tratamento de recessão gengival: avaliação das dimensões máximas do enxerto no cofre palatal como local doador. *J Periodontol.* 2006; 77: 899-902.

63. Seba Abraham , K.T. Deepak, R. Ambili, C. Preeja, V. Archana. Biótipo gengival e o seu significado clínico - Uma revisão. *J Dental Sci.* 2013; 6(3); 1-5.

64. Richard T. Kao, Kirk pasquinelli. Tecido gengival espesso vs fino: um determinante chave na resposta dos tecidos à doença e tratamento restaurativo. *J Calif Dent Assoc.* 2002; 30(7): 521-26.

65. Rucha Shah, N. K. Sowmya, Raison Thomas, Dhoom Singh Mehta. Biótipo periodontal: Noções básicas e considerações clínicas. *J Interdiscip Dent.* 2016; 6(1): 44-49.

66. Cuny-Houchmand M, Renaudin S, Leroul M, Planche L, Guehennec LL, Soueidan A.

Avaliação do biótipo gengival: Relevância da inspecção visual e comparação maxilar versus mandibular. *Open Dent J* 2013;7:1-6.

67. Kan JY, Rungcharassaeng K, Umezu K, Kois JC. Dimensões da mucosa peri-implantar: Uma avaliação dos implantes unitários anteriores maxilares em humanos. *J Periodontol.* 2003;74:557-62.

68. Muller HP, Heinecke A, Schaller N, Eger T. Mucosa mastigatória em indivíduos com diferentes fenótipos periodontais. *J Clin Periodontol.* 2000;27:621-26.

69. Barriviera M, Duarte WR, Januario AL, Faber J, Bezerra AC. Um novo método para avaliar e medir a mucosa mastigatória palatal por tomografia computadorizada de feixe cônico. *J Clin Periodontol.* 2009;36:564-68.

70. Memon S, Patel JR, Sethuraman R, Patel R, Arora H. Uma avaliação comparativa da fiabilidade de três métodos de avaliação do biótipo gengival em indivíduos dentados em diferentes grupos etários: Um estudo in vivo. *J Indian Prosthodont Soc.* 2015;15:313-17.

71. Becker W, Ochsenbein C, Tibbetts L, Becker BE. Perfis anatómicos ósseos alveolares, medidos a partir de crânios secos. Ramificações clínicas. *J Clin Periodontol.* 1997;24:727-31.

72. De Rouck T, Eghbali R, Collys K, De Bruyn H, Cosyn J. O biótipo gengival revisitado: Transparência da sonda periodontal através da margem gengival como um método para discriminar a gengival fina da grossa. *J Clin Periodontol.* 2009;36: 428-33.

73. Wennstrom JL, Lindhe J, Sinclair F, Thilander B. Alguma reacção do tecido periodontal ao movimento dentário ortodôntico em macacos. *J Clin Periodontol.* 1987;14:121-29.

74. Lee A, Fu JH, Wang HL. O biótipo do tecido mole afecta o sucesso do implante. *Amolgadela de implante.* 2011;20:e38-47.

75. Newman MG, Takei H, Klokkevold PR, Carranza FA. Periodontologia clínica de Carranza. *Elsevier ciências da saúde.* 2011 Fev 14.

76. Periodontologia Clínica e Implantologia Dentária. Edição Lindhe 5th . 970-90.

77. Diksha R. Agrawal, Priyanka Jaiswal. Diferentes técnicas de colheita de enxerto de tecido conjuntivo: Uma actualização. *Intl J Curr Res.* Agosto 2020; 12(15): 16-25.

78. Aranda JJ, Melnick PR, Pedruelo FJ, Benlloch D, Armero C, Orsini M. Incisão de libertação periosteal transmucosa: A "Técnica de Buttonhole" um procedimento inovador para a cirurgia de aumento de tecido mole. *Periodontia Clin Adv.* 2015 Maio; 5(2):124-30.

79. Anita V, Rajaram Vijayalakshmi JB, Thyagarajan Ramakrishnan A, Bali V. Operação de dupla rotação lateral de aba de bileira para tratamento da recessão gengival: Um relatório de dois casos. *J Ind Soc Periodontol.* 2008 Maio; 12(2):51.

80. Gupta G, Puri K, Bansal M, Khatri M, Kumar A. Técnica de acesso ao túnel subperiosteal para cobertura da recessão com incisão vestibular reforçada com fibrina de

placa. *Periodontia Clin Adv.* 2015 Nov; 5(4):248-53.

81. John C. Chao. Uma nova abordagem à cobertura das raízes: A técnica cirúrgica do orifício. *Intl J Periodontics Restorative Dent.* 2012; 32(5): 521-31.

82. Umesh Pratap Verma, Rakesh Kumar Yadav, Manisha Dixit, Abhaya Gupta. Fibrina rica em fibrina plaquetária: Um paradigma na terapia periodontal - Uma revisão sistemática. *Int Soc Prevent Communit Dent.* 2017; 7:227-33.

83. Nikunj Maniyar, Gargi S. Sarode, Sachin C. Sarode, Jahanvi Shah. Fibrina rica em plaquetas: Um "Material Maravilhoso" em *Adv Surg Dent.* Med J DY Patil Vidyapeeth 2018; 11:287-90.

84. Borie E, OlM DG, Orsi IA, Garlet K, Weber B, Beltran V, et al. Aplicação de fibrina rica em plaquetas na odontologia: Uma revisão bibliográfica. *Int J Clin Exp Med.* 2015; 8:7922-9.

85. Srinivas Sulugodu Ramachandra, Ritu Rana, Singhal Reetika, K. D. Jithendra. Opções para evitar o segundo sítio cirúrgico: uma revisão de literatura. Banco de Tecidos Celulares 2013

86. Lorenzo Bevilacqua, Giulia Pipinato, Giuseppe Perinetti, Fulvia Costantinides, Roberto Rizzo, Michele Maglione. A utilização de uma matriz de colagénio xenogénico (Mucograft) no tratamento do local do implante: uma revisão bibliográfica. *Frente do Med. Oral e Maxilofacial.* 2020; 2(33):1-11

87. Serge Dibart, Mamdouh Karima. Cirurgia Plástica Periodontal Capítulo 10:45-48.

88. Wainwright, D.J. Utilização de uma matriz dérmica de aloenxerto acelular (AlloDerm) na gestão de queimaduras por doença total. Queimaduras 21:243-48.

89. Silverstein, L.H., & Callan, D.P. Um aloenxerto de matriz dérmica acelular substituto do tecido doador palatino. *Dent de pós-graduação.* 1997; 3: 14-21.

90. Wei, P.C., Laurell, L., Geivelis, M., Lingen, M.W., & Maddalozzo, D. Aloenxertos de matriz dérmica acelular para conseguir um aumento da gengiva anexa. Parte 1. Um estudo clínico. *J Periodontol.* 2000, 71. 1297-1305.

91. Ayaka Toda, Motonori Okabe, Toshiko Yoshida, e Toshio Nikaido. O Potencial da Membrana Amniótica/Células Derivadas de Amnião para a Regeneração de Vários Tecidos. *J Pharmacol Sci.* 2007; 105, 215 - 28.

92. Benirschke K, Kaufman P. Patologia da placenta humana. Nova Iorque: SpringerVerlag; 2006: 321-38.

93. Park SH, Wang HL. Técnica de rolo de bolsa para aumento do tecido mole do implante: uma variação da técnica do rolo modificado. *Int J Periodontics Restorative Dent.* 2012 Jun; 32(3):116-21.

94. Jacobsen JA, Suarez EI. Microcirurgia em anastomose de pequenos vasos. *Fórum de*

Cirurgias. 1960: 11: 243-45.

95. A periodontologia clínica de Carranza. 10th edição;capítulo 70: 1030-43.

96. Dennis A. Shanelec & Leonard S. Tibbet. Uma perspectiva sobre o futuro da microcirurgia periodontal. *J Periodontol.* 2000, 1996; 11: 58-64.

97. Diksha Singhal, Anand Shinde. Microcirurgia: um trunfo em periodontologia. International *J Advento Dent Res.* 2016; 1(2):40-43.

98. Kawaldeep Kaur Kang, Deepak Grover, Viniti Goel, Sumit Kaushal, Gurpreet Kaur. Microcirurgia periodontal e instrumentação microcirúrgica: uma revisão. *Estudos de Dent J Adv*. 2016; 4(II): 74-80.

99. Belcher JM. Uma perspectiva sobre a microcirurgia periodontal. *Dentadura Restauradora Int J Periodontica.* 2001;21:191-96.

100. Lee H. Silverstein, Gregori M. Kurtzman, Peter C. Shatz. Sutura para uma gestão óptima dos tecidos moles. *J Implantol oral*. 2009; 35(2): 82-90.

101. Lang NP, Lindhe J, editores. *Clin Periodontol Implant Dent*. 2 Volume Set. John Wiley & Sons; 2015 Mar 25.

102. S. Guo e L.A. Di Pietro. Factores que afectam a cura de feridas. *J Dent Res*. 2010; 89(3):219-29.

Fig. 42 A. Circunferencial B. Figura oito. C. Colchão vertical D. Intrapapilar [57]

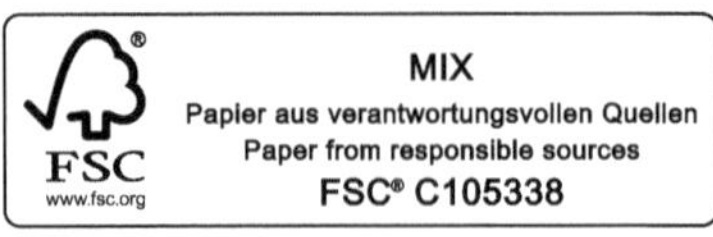

Printed by Books on Demand GmbH, Norderstedt / Germany